寄り道の科学

薬草の本

佐竹 元吉 [著]
Motoyoshi Satake

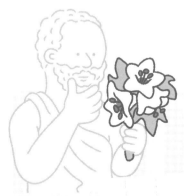

日刊工業新聞社

本書は『おもしろサイエンス薬草の科学』（佐竹元吉著、2013年発行）の改題新版です。

はじめに

　病気になったときに使う薬は、身の回りのものからつくられています。例えば、風邪を引いたときに使う熱さましのアスピリンは、ギリシャ時代のヤナギの樹皮の使い方からヒントをもらい開発されたものです。日本では、風邪を引いたときには「葛根湯」というクズの根の入った薬を用います。ヤナギもクズも身近な植物です。植物の名前を知らないという人でも、花のキクやユリ、果物のモモ、カキ、ウメは知っていると思います。しかし、薬に使われるとは知らないかもしれません。薬に使う植物を「薬草」と呼びます。本書では、その薬草の話をまとめてみました。

　現代の医療は近代西洋医学が中心ですが、近代西洋医学では解消できない生活習慣病の増加や化学薬の薬害問題など、近代西洋医学の限界が認識されるようになりました。このような理由から伝統医学が今、世界的に見直されています。

　日本だけでなく地球上のあらゆる地域において、かなり昔から人は、独自の伝統的な薬を使う方法を見つけ出していました。

　薬草を利用した療法を最も高度に体系化したのが、四大文明の発祥地域です。中国では、唐の時代に編纂された「神農本草経」にまとめられています。インドではアユルベーダが知られ、エジプトやメソポタミアからギリシャ・ローマへ経由した療法は、西洋医学に発展しました。

　日本では明治維新後、漢方は西洋医学に取って代わられ衰退しましたが、1980年頃から漢方薬の使用が拡大し、治療薬としての重要性のみならず、予防薬としての効果に関しても有効性を証明する多くの論文が発表されています。現在、日本の医療現場では多くの医師が漢方薬を処方しており、大学の医学部でも漢方は必修科目となっています。

　こうした動きに伴う薬草の世界的な需要の増加は、一方で資源問題にもなっており、野生の植物の枯渇が問題になってきています。従来の伝統的な栽培方法だけでなく、日本が得意とするバイオテクノロジーなどを利用した薬草の栽培は、新しいアグリビジネスとしても期待されます。

　薬草が人類に利用されてきた長い歴史を考えると、私たちの世代で科学的に解明できることはほんのわずかであるのかもしれませんが、この本では古くて新しい薬草の話題を紹介します。

2025年3月　佐竹元吉

Contents

Chapter1
人類と薬草の長くて深い関わり

01	私たちの身近にある薬草	2
02	人類より先に動物は薬草の効能を知っていた？	10
03	中国で薬草を最初に使った神様「神農」	12
04	古代オリエント文明で使われた薬草	14
05	インカ文明で使われた薬草	17
06	古事記に出てくる薬草の神様	19
07	アイヌ民族が使っていた薬草	21

Chapter2
薬草療法を最高度に体系化した中医と漢方

08	中国医学のルーツの三つの文化圏	26
09	唐代にギリシャ・ローマの薬草も中国に伝来	34
10	遣唐使が日本に伝えた薬草	36
11	明代に世界最高の薬草書「本草綱目」が完成	39
12	江戸時代に花開いた薬草の研究	40
13	漢方なくして西洋医学の普及はなかった	48
14	「日本薬局方」に収載された生薬	50

ii

Chapter3
現代医学で見直される漢方薬の効能・効果

15	第二次世界大戦後に漢方薬は復権	58
16	漢方薬の品質を安定させたエキス製剤	60
17	漢方薬は患者の状態で使い分ける	62
18	婦人病を重視してきた漢方	66
19	メタボ対策のための処方	69
20	認知症を予防・治療する	71
21	高血圧のままでも健康を維持する	74
22	胃がん手術後の体力回復	77
23	熱帯に蔓延する難病の治療薬開発	79

Chapter4
サプリメントとしても使われる薬草

24	サプリメントの起源はギリシャ医学から始まる	84
25	アメリカで需要高まるダイエッタリーサプリメント	86
26	医薬品と近いヨーロッパのフードサプリメント	88
27	サプリメントとして使われる代表的な薬草	90

Contents

Chapter5
毒にも薬にもなる植物

28	薬の原料となる有毒植物	98
29	猛毒トリカブトは漢方薬の原料	103
30	「麻」は繊維、「大麻」は麻薬	107
31	世界史を動かしたアヘン原料ケシ	113
32	コカノキの葉は薬だがコカインは麻薬	116
33	タバコももともとは薬草だった	118
34	ケシ撲滅を目指すミャンマーの薬草	122
35	法律で規制されるようになった「脱法ドラッグ」	125

Chapter6
薬草を保護し栽培しよう

36	薬草は「第二のレアアース」？	130
37	WHOも伝統薬を重視	134
38	種の多様性条約で規制される薬草の取引	136
39	薬草の栽培指針で厚労・農水両省が協力	138
40	種苗登録された薬草の新品種	142
41	資源確保研究の中心を担う薬用植物資源研究センター	145
42	薬草に遺伝子組み換えを導入	148
43	植物工場で期待される薬草	152

Chapter 1

人類と薬草の
長くて深い関わり

私たちの身近にある薬草

　薬の原料となる植物は、人類の歴史とともに利用され、社会生活の多様化と文明の交流で少しずつ増えてきました。薬用植物（いわゆる薬草）の数は簡単には数え上げられませんが、およそ身の回りの植物の1割と考えられます。世界の植物が約30万種あるとすると、薬草は約3万種ぐらいあるのではないでしょうか。これらの植物は各国の伝統医療に使われ、その一部は医薬品原料としても利用されています。

薬草は大事な食材

　毎日の食材のほとんどをお店で購入している方も多いと思いますが、かつては身の回りにある畑で育てた野菜や家畜が食材でした。

　春の山に行って摘む若菜で美味しいものは、ウケラとトトキといわれています。ウケラはオケラのことです。トトキはツリガネニンジンのことです。ともに薬草です。オケラは根茎が胃腸薬で、ツリガネニンジンの根は強壮薬です。タラノキの芽やウドも山菜として有名ですが、これらも薬草です。

　フキ、ワラビやゼンマイ、東北ではコゴミ（クサソテツ）やタケの若芽（チシマザサ）、北海道ではヒトビロ（ギョウジャニンニク）、沖縄ではインチン（カワラヨモギ）なども薬草です。秋のキノコ狩りも食卓をにぎわせますが、キノコは研究によって活性成分が見つけ出されてきています。

花や果実も薬草

　日本を代表する花であるキクやサクラも薬草です。キクの花は漢方薬で使われ、サクラの樹皮は小児の咳止めに用いられています。この他、園芸植物ではユリの球根、ボタンの根皮、シャクヤクの根、キキョウの根、果物類ではモモとアンズの種（仁）、ウメの果実、カキの蒂、ミカンの果皮などがあります。

花や果実がよく使われる薬草

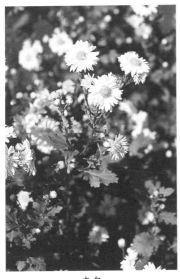

キク

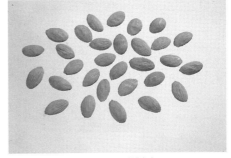

モモの種（桃仁）

民間薬や漢方薬の原料となる植物

　野原を歩くと初夏にはドクダミ、夏にはゲンノショウコ、秋にはセンブリの花に出会います。この3種類は日本人が見つけ出した家庭で使える民間薬です。下痢止めにゲンノショウコ、腹痛にセンブリ、便秘気味のときにはドクダミを用います。

　漢方薬は、天然素材の生薬を複数配合して調整されます。原料となる生薬の多くは野生植物ですが、薬用に栽培されている植物もあります。漢方薬原料の野生植物として、アケビの蔓は木通、ホオノキの樹皮は厚朴、コブシの蕾は辛夷、シャクヤクの根は芍薬、トウキの根は当帰、オウレンの根茎は黄連、カンゾウの根茎は甘草と呼ばれています。

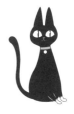

民間薬として使われる植物一覧 ①

和　名	生薬名	用　途
ノアザミ	小薊	胃腸を丈夫にし、月経不順、鼻血、血尿、痔などに応用する。
アマチャ	甘茶	糖尿病患者の甘味、矯味薬として応用する。
イカリソウ	淫羊藿	陰萎、中風、健忘症などに連用して強精・強壮を目的に応用する。
アマドコロ	玉竹	盗汗、遺精など虚弱体質を強壮するのに応用する。打ち身、腰痛などにも外用する。
イタドリ	虎杖根	月経痛、経閉、産後のむくみ、消化不良、咳などに応用する。
イチイ	一位	小便の出が良くなり、腎臓病や糖尿病の補助薬として、あるいは経閉などに応用する。
イチジク（実）	無果花	弱い緩下の作用があり、痔、消化不良などに応用する。
イチジク（葉）	唐柿葉	痔、神経痛などに浴剤として応用する。
イワタバコ	苦苣苔	胃腸炎、胃潰瘍の痛み、腹痛、下痢などに応用する。
ウラジロガシ	裏白柏	腎石、尿管結石、胆石などに補助薬として応用する。
ヒキオコシ	延命草	消化不良、食欲不振、腹痛などに応用する。
ナルコユリ	黄精	精力減退、病後の虚弱体を滋養、強壮するのに応用する。
オトギリソウ	弟切草	婦人病、神経痛に内服または浴剤とし、創傷、打撲、筋骨痛、腫れ物に罨法剤（あんぽうざい）として応用する。
カキ	柿渋	高血圧に応用する。
カキ	柿葉	高血圧、中風の防止、および各内出血に応用する。
カキ	柿蔕	しゃっくりに応用する。
カワラタケ	カワラタケ	癌の補助薬として最近利用される。
キンカン	金柑	風邪、はしか、咳、喉痛などに応用する。
キンセンソウ	金銭草	胆石、尿路結石、黄疸に補助薬として応用する。
ウコギ	五加皮	陰萎、神経痛、腰痛、むくみなどに応用し、体を強壮する。
カワラケツメイ	山扁豆	尿の出を良くし、むくみを去るので腎炎や脚気の補助薬にし、また慢性便秘に胃腸を調整して体を強壮する。
ショウブ	菖蒲根	胃腸を丈夫にし、腹痛、慢性消化不良に、あるいは神経を鎮めたり、風邪の咳止めなどに応用する。
スギナ	問荊	尿量を増加させ、むくみ、腰痛、咳、胃弱などに応用する。
セキショウ	石菖根	胃痛、腹痛、神経痛、おでき、健忘症に煎服し、外耳痛、鼻血、鼻たけ、目の充血に外用する。
ザクロ	石榴果皮	駆虫（特に条虫）に有効で、慢性下痢、下血、脱肛、咳、百日咳などにも応用する。

民間薬として使われる植物一覧 ②

和　名	生薬名	用　途
ザクロ	石榴根皮	条虫に内服し、水虫に外用する。
タラ	タラ根皮	胃腸病、腎臓薬、糖尿病などに補助薬として応用する。
タラ	タラ木	胃腸病、腎臓薬、糖尿病などに補助薬として応用する。
タラ	タラ木皮	胃腸病、腎臓薬、糖尿病などに補助薬として応用する。
トウネズミモチ	女貞子	体力減退、疲れやすい、腰膝痛、動悸、不眠などに応用する。
ヒマシ	唐胡麻	浮腫、腹水に効があるとして応用する。
ナタマメ	刀豆	主として咳に用いられ、しゃっくり、喉の腫れ、口内炎、病後の回復にも応用する。
トウモロコシ	南蛮毛	小便の出を良くする作用があるので、むくみに効があり、腎臓病の補助薬として多用される。
オニク	肉従蓉	陰萎、遺精、腰膝冷痛、不妊症、子宮出血、帯下などに応用し、精力を増強させ体を強壮にする。
スイカズラ	忍冬	主として腫れ物（昔は梅毒、淋病など）に内服する。尿の出をよくするので、関節、筋骨の疼痛にも応用する。
コフキサルノコシカケ	梅寄生	がんの補助薬として広く応用されている。
バショウ	芭蕉根	風邪、胃病、腹痛に効き目があり、小便の出が良くなるのでむくみにも良い。
ヒガンバナ	彼岸花	球根と唐胡麻を擂り潰したものを足の土踏まずに貼ると尿の出が良くなり、浮腫や覆水が取れたりすることがある。
ヒシ	菱の実	がんの補助薬として用いる。
ヒトツバ	石韋	小便の出が良くなるので、腎臓病の補助薬として用いる。また尿路結石、血尿、腎盂炎などにも応用する。
ビワ	枇杷葉	久しい咳、暑気当たりの胃の弱り、むくみなどに利用する。皮膚炎、汗もにも浴剤として外用する。
タンポポ	蒲公英根	乳の出を良くし、胃カタル、解熱、便秘、小便不利に用いる。
マタタビ	木天蓼	疝気の腰痛、冷え性、リウマチ、神経痛などに応用する。
モモ	桃葉	汗も、婦人外陰部の腫れ痒み、鼻腔の腫れ物、湿疹、腹痛、下痢に浴剤として外用する。
ユキノシタ	虎耳草	小児のひきつけ、耳だれ、腫れ物、しもやけに生の葉を利用する。風邪の熱、咳にも煎服する。
フジバカマ	蘭草	糖尿病や、黄疸、リウマチの補助薬として利用し、口渇、月経不順、むくみに効き目がある。
カキドオシ	連銭草	糖尿病、尿路結石、胆道結石、小児の疳、虚弱体質に補助薬として利用される。
ニワトコ	接骨木	尿の出を良くするので腎臓病のむくみに補助薬として多用する。また、打撲、捻挫、内出血に内服または外用する。

民間薬として使われる植物

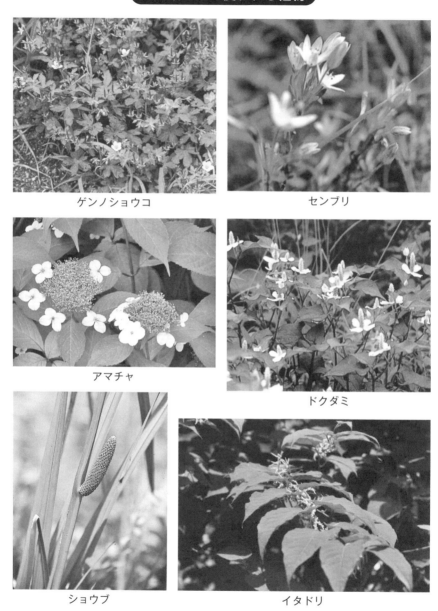

漢方薬の原料となる植物

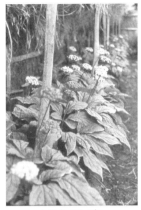

オタネニンジン
(人参)

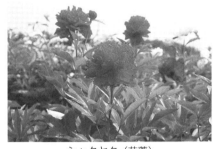

シャクヤク(芍薬)

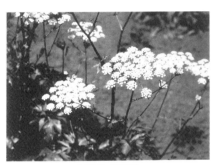

トウキ(当帰)

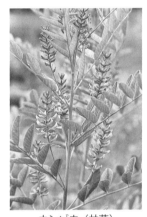

カンゾウ(甘草)

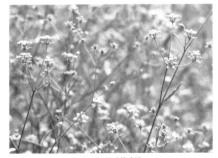

サイコ(柴胡)

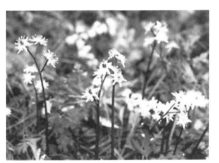

オウレン(黄連)

人類と薬草の長くて深い関わり

漢方薬の原料となる植物一覧 ①

和　名	生薬名	用　途
アカヤジオウ	地黄（じおう）	止血、清熱、補血、強壮
アケビ	木通（もくつう）	利尿、通経、鎮痛
アミガサユリ	貝母（ばいも）	鎮咳、去痰
アンズ	杏仁（きょうにん）	鎮咳、去痰、鎮嘔
イトヒメハギ	遠志（おんじ）	去痰
ウイキョウ	茴香（ういきょう）	健胃
ウメ	烏梅（うばい）	解熱、鎮咳、去痰、鎮嘔、止瀉
ウンシュウミカン	陳皮（ちんぴ）	健胃、鎮咳、去痰、鎮嘔
オウギ	黄耆（おうぎ）	強壮、利尿、排膿
オウレン	黄連（おうれん）	健胃、整腸
オオツヅラフジ	防已（ぼうい）	利尿、鎮痛
オオバコ	車前子（しゃぜんし）	消炎、利尿、止瀉、鎮咳
オケラ	白朮（びゃくじゅつ）	健胃、止汗
オタネニンジン （チョウセンニンジン）	人参（にんじん）	強壮
カギカズラ	釣藤鈎（ちょうとうこう）	鎮静、鎮痙
カラスビシャク	半夏（はんげ）	去痰、鎮嘔
カンゾウ	甘草（かんぞう）	消炎
キカラスウリ	栝楼根（かろこん）	解熱、止瀉、消腫、催乳
キキョウ	桔梗（ききょう）	去痰
キハダ	黄柏（おうばく）	健胃、消炎
クコ	枸杞子（くこし）	強壮、解熱、止瀉
クズ	葛根（かっこん）	解熱、鎮痙
クチナシ	山梔子（さんしし）	消炎、利尿、止血
ケイガイ	荊芥（けいがい）	解毒、解熱
コガネバナ	黄芩（おうごん）	消炎、解熱
ゴシュユ	呉茱萸（ごしゅゆ）	健胃、鎮痛、鎮嘔
サジオモダカ	沢瀉（たくしゃ）	利尿
サラシナショウマ	升麻（しょうま）	解熱、解毒、消炎、痔疾
サンザシ	山査子（さんざし）	健胃、整腸

8

漢方薬の原料となる植物一覧 ②

和　　名	生薬名	用　　途
サンシュユ	山茱萸（さんしゅゆ）	強壮
サンショウ	山椒（さんしょう）	健胃
シソ	紫蘇葉（しそよう）	解熱、鎮咳、健胃、利尿
シャクヤク	芍薬（しゃくやく）	鎮痙
ジャノヒゲ	麦門冬（ばくもんどう）	鎮咳、去痰
ショウガ	生姜（しょうきょう）	鎮咳、鎮嘔
センキュウ	川芎（せんきゅう）	補血、強壮、鎮静、鎮痛
ダイオウ	大黄（だいおう）	瀉下
チョウセンゴミシ	五味子（ごみし）	去痰、強壮
トウキ	当帰（とうき）	補血、強壮、血行障害、鎮静
トリカブト	烏頭（うず） 附子（ぶし）	鎮痛、強壮
ナツメ	大棗（だいそう）	鎮静、鎮痛、強壮、補血
ニッケイ	桂皮（けいひ） 桂枝（けいし）	発汗、健胃
ハッカ	薄荷（はっか）	健胃、駆風
ハナスゲ	知母（ちも）	消炎、解熱、止瀉、利尿、鎮痛
ヒナタイノコズチ	牛膝（ごしつ）	利尿、通経、強壮
ボウフウ	防風（ぼうふう）	発汗、解熱、鎮痛、鎮痙
ホオノキ	厚朴（こうぼく）	鎮痛、鎮咳
ホソバオケラ	蒼朮（そうじゅつ）	利尿、発汗
ボタン	牡丹皮（ぼたんぴ）	駆瘀血
マオウ	麻黄（まおう）	鎮咳
ミシマサイコ	柴胡（さいこ）	消炎、解熱
ムラサキ	紫根（しこん）	解熱、解毒
モモ	桃仁（とうにん）	駆瘀血
ヤマノイモ	山薬（さんやく）	強壮、止瀉
レンギョウ	連翹	消炎、利尿、解毒、排膿

人類と薬草の長くて深い関わり

人類より先に動物は薬草の効能を知っていた？

　人類が誕生する前から動物は薬草を使って病気を治していたとも考えられます。
　京都大学霊長類研究所の野生ニホンザルの動態調査グループが志賀高原（長野県）と房総半島（千葉県）で調査を行い、多数の薬草が食用に供されていることが報告されました。志賀高原では食用にした193種の植物の49種が薬草であり、房総半島では218種中の30種が薬草と考えられ、野生ニホンザルが多くの薬草を摂食していることがわかりました。

　そこで、生態観察用のニホンザルに薬草の摂食行動の観察を行いました。実験に用いた薬草は、オタネニンジン（根）、キキョウ（根）、シャクヤク（根）、カノコソウ（根）、トウキ（根）、センブリ（全草）、オウレン（葉と根茎）、キハダ（枝）の8種類です。摂食行動が見られたのは、センブリ、オウレン、キハダの3種類で、他の5種には摂食行動が見られませんでした。また、根を食する行動が見られず、地上部の緑色の植物には摂食行動が見られました。

　京都大学霊長類研究所のグループがアフリカのカメルーンのチンパンジーの研究をしたところ、毎日大量に食べる植物と、たまにしか食べない植物がありました。あるとき、ぐったりとしているチンパンジーが、たまにしか食べない植物をたくさん食べだし、その後、元気になったことが観察されました。この植物を集めて成分を調べると、寄生虫を殺す成分が見つかりました。その植物はキク科のヤンバルヒゴタイ属で、噛んでみると苦く、食べにくいものでした。この苦い植物をチンパンジーは病気のときに食べていました。この苦い植物の葉を揉んで、カメルーンの人は食用にしていました。葉を揉むことで苦味をなくすことを人類は会得したのでしょう。

　この成分を小清水弘一名誉教授が分析したところ、苦味成分にはステロイド配糖体とベルノダリンが含まれていることがわかりました。チンパンジーは毒性のない枝の髄の汁のステロイド配糖体を選んで飲んでいました。

　人類は霊長類の食べ物を参考にして現在に至っているのかもしれません。

チンパンジーが食べて病気を治した成分「ベルノダリン」

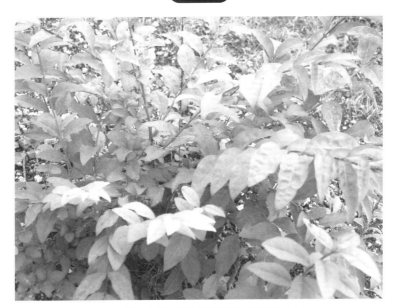

キハダ

ニホンザルの摂食行動が観察された薬草の1つ

中国で薬草を最初に使った神様「神農」

　世界のあらゆる地域において、ある程度の文化のあるところには必ず独自の伝統医学が発達しています。伝統医学の中心は薬物療法で、それを最も高度に体系化したのが中国の伝統医学です。そして、それが日本に伝わり発展したのが漢方です。中国医学と漢方の歴史については第2章で述べます。

　「神農」は、古代中国の伝承に登場する皇帝で、炎帝ともいわれます。身の回りにある百草をなめて食料になるか薬草になるかを知り、これによって人々に医療と農耕の術を教えたそうです。中国では"神農大帝"と尊称されて、医薬と農業を司る神とされています。

　神農の知識を漢の時代にまとめた本が「神農本草経（しんのうほんぞうきょう、しんのうほんぞうけい）」です。原典はなくなってしまいましたが、唐の時代に編纂された「神農本草経」には、365種の薬物が記載されています。

　「神農本草経」に記載されている薬物の中に龍骨があります。龍骨は大型哺乳動物の化石ですが、表面に書かれた模様が甲骨文字の発見につながりました。

　殷の時代の後期において、殷の王室では亀甲や牛骨を焼いて、ひびを入れ、それによって吉凶を占い、国事を行いました。それを甲骨文字で記録していたのです。甲骨文字は今日知られる最古の漢字です。

　1899年、当時の清朝の役人、王懿栄は、持病の治療薬として龍骨を市場で購入しました。この龍骨の表面に書いてある模様が文字のようであったので、各地で龍骨を購入して調べてみると、同様の文字が書かれていました。これが研究をしていた人たちに伝わり、甲骨文字の発見につながりました。文字の書いてある甲骨が出土した殷墟（河南省安陽市の近郊）では、かなり前から農民により発掘されていましたが、価値を知らない農民は大部分を捨ててしまっていたそうです。

　「史記」に記載される幻の殷王朝の王の名前が、解明された文字に見られたことから、「史記」の記載内容の正確さが証明され、脚光を浴びることになりました。中国の研究者が京都大学人文研究所でさらなる解明を行い、多くの殷時代の動き

甲骨文字が描かれた出土品

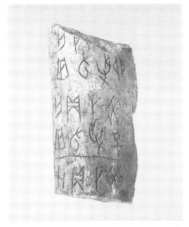

東京大学東洋文化研究所 所蔵

『神農本草経』の下薬に収載されたオウバク

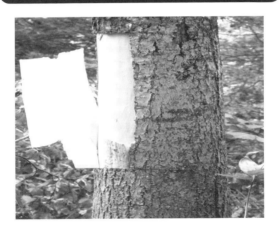

が見えるようになりました。

　甲骨文字の書いてあった龍骨は大型哺乳動物の肩甲骨の化石が主でしたが、亀の甲羅からも甲骨文字は見出されています。龍骨は日本薬局方第16改正（2011年）に収載されている生薬で、漢方処方にも配合されています。亀甲も「神農本草経」の上薬に収載されています。現在は別甲や亀板と呼ばれています。

古代オリエント文明で使われた薬草

　古代メソポタミア文明では、僧侶である魔術師が占星術を基に呪文を唱え、怒れる神の許しを乞い、病人にとりついた悪霊を追い払う儀式を行ってから、薬を使ったり手術をする治療に当たりました。植物・動物・鉱物薬の記録がありますが、悪霊が逃げ出すように動物の糞も用いられました。

　古代エジプト文明では、宗教と医療が一体化し、医師は医神に仕える神官、ファラオの侍医でした。病気は悪魔の仕業であり、神官だけが治療できました。

　多数の症状とそれらの治療法、800種の薬の処方、700種の植物・動物・鉱物薬の記録があります。病魔の追い出しが最優先で、吐剤・下剤・浣腸の処方が多くあります。薬物療法と言うより大部分が魔術医学で、時代と共に宗教的・魔術的傾向を強めました。

　ハンムラビ法典（紀元前1700年頃）には医制についても規則があり、医師・手術師・獣医などが区別され、治療の謝礼は病人の身分・貧富に応じて定められていました。

象形文字で書かれた薬草は数百種類

　古代メソポタミア文明の文字は、粘土板に書かれた楔形文字でした。粘土板に楔形文字で植物、動物および鉱物が約350種類も記録されています。代表的な薬草はケシ、ヒヨス、ベラドンナなどでした。

　古代エジプト文明の文字は、パピルスに書かれた象形文字でした。エジプト象形文字の解読により、医療技術が発達していたことが判明しています。死者を蘇生させる信仰のために、死者をミイラとして保存する技術も発達していました。このことからも、医療技術の優れていたことが裏付けされます。

　エジプト象形文字で数百種類の薬の名が記録され残っています。例えば、アロエ、アヘン、安息香、オリーブ油、アラビアゴム、ケイヒ、サフラン、ザクロ、乳香など

古代エジプト文明で使われた薬草

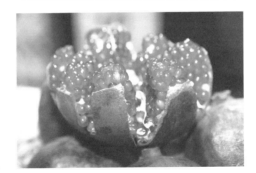

ザクロ

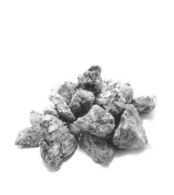 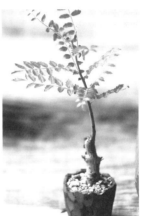

乳香

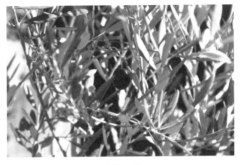

オリーブ

さまざまな文明で用いられたとされる薬草

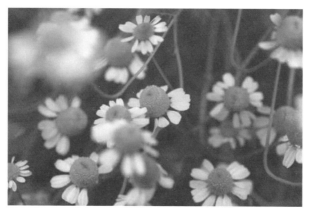

カミツレ

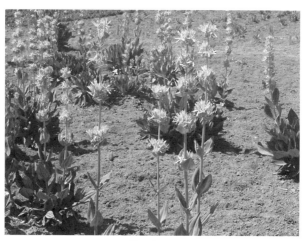

ゲンチアナ

です。

　エジプト文明およびメソポタミア文明からギリシャ・ローマ文明を経由して西洋医学やアラブ医学に発展し、そこで用いられた薬草は、ハーブとされるカミツレ、ラベンダー、ゲンチアナなどです。

インカ文明で使われた薬草

　新大陸の古代文明は文字がなかったため、発掘された遺跡の出土品から想像しなければなりません。

　ペルーの遺跡の出土品には、風土病に罹って鼻が欠けた人の土器も見られます。当時の食物も土器で作られていました。衣服の布の色彩豊かな遺品も発掘されています。この染物に使った植物は何であったかはまだ不明です。古い文献がないので、古代文明を伝承している人たちの生活習慣から想像せざるを得ません。

　古い文化が残っているのは、アンデスの山々に囲まれた地域です。もっとも有名な場所はクスコです。クスコはインカ王朝最後の都で、スペインに滅ぼされるまでの首都でした。

　クスコでは、食料品や衣料品売り場の一角で薬草が売られています。その他、道端に並べて売っている青空市場もあります。共にアンデスの人が自分の家の周りの植物を集めてきたようなものが多く見られます。海抜が高いので背の高い植物は少なく、背の低い植物が多く見られます。アンデスの人は薬草を料理にしたり、浴剤にしたりして日常的に用いています。これらの植物のなかには香がよい植物が多くあります。

　アンデスの植物にはヨーロッパ人が持ち込んだ植物もあります。薬草として、スペイン人が持ち込んだヘンルーダやレタマなどが野生化してどこでも見られます。持ち込むことができなかった薬草がありますが、名前だけはヨーロッパの名前が引き継がれています。例えば、特異臭のあるヴァレリアナはヨーロッパではカノコソウ科の植物ですが、クスコではキク科植物で代用します。苦味のあるゲンチアナはリンドウ科ではありますが、リンドウ属ではないチシマリンドウ属の植物を用いています。

　この市場の多くの薬草は、コショウ科のコンガナ（耳炎の治療用）やクラメリア科のラタニア（清涼剤、歯磨き用）のように、アンデスの海抜3000～4500mの山植物です。取り扱っている植物は150種ぐらいあると思われます。

　世界遺産で人気が高いマチュピチュはクスコの近くにあります。この遺跡の裏山には、断崖を削った細いインカ道があります。この道はクスコに通じていると言われ、入り口は鬱蒼と茂った森です。この森の中にキナノキが茂っています。樹皮は苦い

17

キニーネの原料となるキナノキ

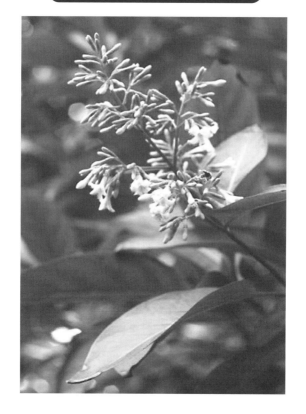

特徴があります。キナノキはキニーネの原料として使われる以外に、樹皮を下熱剤、抗マラリヤ薬、強壮剤、防腐剤、貧血や浮腫治療薬として用いられてきました。マチュピチュの住民たちがこの植物を薬用にしたかは定かではありませんが、スペイン人が来る前からアンデスのインディオは広く使っていました。抗マラリア剤としての利用は南米にマラリアを持ち込んだヨーロッパ人によって発見されました。キナ皮は非常に苦味が強く、薬効主成分のアルカロイド・キニーネがその苦味の本体物質であったため、苦味質の強いものが良質であるとされています。

この一帯はタバコ属植物の原産地でもあります。タバコは現地では薬用として利用されていたものです。

古事記に出てくる薬草の神様

　薬草についての日本で最も古い記載は、「古事記」に載っている因幡の白兎の話です。
　淤岐ノ島から因幡国に渡るため、兎が鰐（古事記では「和邇」。鮫という説が有力）をだまして海の上に並べてその背の上を渡りましたが、鰐に皮を剥ぎ取られ、八十神（大国主の兄神）の教えに従って潮に浴したためにかえって痛み、苦しんでいるのを大国主がガマの穂綿を使って治したという話です。ガマの穂綿とされていますが、ガマの穂についている花粉を塗りつけたとも考えられます。ガマの花粉は蒲黄として「神農本草経」にも記載されている止血薬です。
　大国主は、医療の神の少名毘古那神の友人で、薬に関する知識を持っていたと思われます。
　少名毘古那神が出雲に来るときの話も興味深いものです。「古事記」では、大国主が出雲国の御大の岬に来たとき、波の穂の上をアメノカガミに乗って、そっくり剥いだヒムシの皮を衣に着て依り来た小さな神が少名毘古那神でした。「日本書紀」では、小さい鷦鷯（ミソサザイの古名）の羽をまとい、白斂の船に乗って現われます。
　「古事記」のアメノカガミ（白薇の船、羅摩の船）はガガイモ科の果実でできた船で、白薇はシロバナオオカモメヅル、羅摩はガガイモで、果実を乾燥させて舟形に二つに裂いて船にしたと考えられます。しかし、「日本書紀」に書かれている白斂はブドウ科のカガミグサで、果実は球形で乾燥しても船の形にはなりません。このことから、「白斂」は「白薇」を誤記したのかもしれません。
　少名毘古那神は知恵の神であり、中国古代の医療、医薬の知識を日本に導入したとされています。現在、日本の薬祖神として大阪の道修町の少彦名神社で神農とともに祭られ、毎年11月22、23日に神農祭が行われています。

薬の神様「少名毘古那神」が果実に乗って現れたというガガイモ

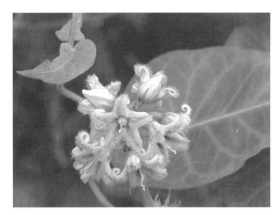

ガガイモの花

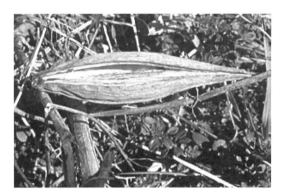

ガガイモの果実

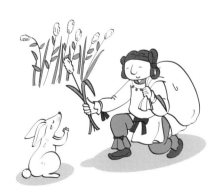

アイヌ民族が使っていた薬草

　北海道のアイヌ民族に伝承されてきた薬物は、すべて彼らの生活する自然環境の中から選ばれた植物、動物、鉱物などです。アイヌは文字で表記する方法が定まっていないため、すべて口伝により伝承されたものであり、体系化された治療法はありませんでした。どこまで科学的にみたのかわからないところが多くあります。しかし、自然とともに生きてきたため観察力が大変優れ、外部から得た知識を実践のなかで使えるものと使えないものとに区別し、本当に効くからそれを伝承したという面が多くあると考えられます。その意味では大変な実践主義であったと考えられます。

　アイヌ民族が使っていた薬草は、明治時代に札幌でアイヌを直接診療した関場理堂やジョン・バチェラーらによって約64品目が明らかにされています。昭和期に入ると、アイヌ出身の言語学者、知里真志保が159品目の薬草を列挙しています。さらなる研究で約50品目以上が追加されたので、その数は現在200品目以上にのぼっていると考えられます。その中には、トリカブト、キハダ、エゾウコギ、オショロソウなど、現在一般に生薬あるいは民間薬と呼ばれているものも数多く見出されますが、今では利用されていないものもあります。

　今では薬草として使われていない植物の中で、アイヌの人たちが神様のように敬っていた植物がイケマです。イケマの根にはステロイド配糖体が含まれ、これを腹痛や下痢のときに生で飲んだり、煎じ液で傷口を洗って化膿止めにしたり、頭痛のときに焼いて布に包んで鉢巻きにしたり、眼病には目につけ、歯痛には噛んだりしました。

　この植物がなぜ敬われたかというと、これを食べ過ぎると中毒を起こしてフラフラするからです。アイヌの人たちは、「違う感覚になれる」ところに霊が宿るという感覚をもったのでしょう。同じようなことがアメリカインディオの人たちにもあり、ある種のサボテンがそのような幻覚を示し、それを非常に大切なものとして扱っていました。

アイヌ民族が利用していたイケマ

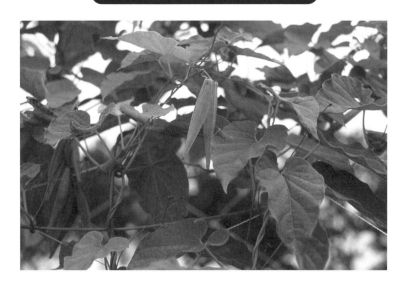

イケマ以外にもアイヌ民族がかつて利用していた薬草

クジャクシダ	葉を鼻血・喀血のときに煎じて飲んだ。腰痛のとき、草を当てて、その上にボロに包んだ焼いた石を乗せ罨法（あんぽう）した。
ノブキ	ウルシかぶれや外傷性の疾患に、この葉をあぶったり手で揉んで柔らかくして患部に貼付した。
オカトラノオ	茎葉を火であぶったり、手で揉んで葉を柔らかくしたものをお湯で煮て、そのお湯を罨法に利用した。
ハコベ	外傷や腫れもの治療に常用された。
ヨモギ	葉を揉んで直接貼付した。ヨモギの類にはアイヌの人々は信仰上の特別の意義をもち、特殊な霊力・除魔力があると言っている。
ヒロハヘビノボラズ	ベルベリンを大量に含んでおり、この木を煎じた汁で洗眼したりして目を治した。
コマユミとサワフタギ	虫歯が痛いときにこの木を削り、虫歯に直接貼付した。
クサノオウ	便秘や痔の悪いときに、この茎葉を煎じた汁を飲用したり、痔が悪い時にはこの葉を揉んで肛門に直接突っ込むという手荒い方法もあった。
キジカクシ	腰の痛みときにこの茎葉で温湿布した。
ツリフネソウ	茎葉を煎じて利尿剤とした。

幻覚サボテン①

サンペドロ

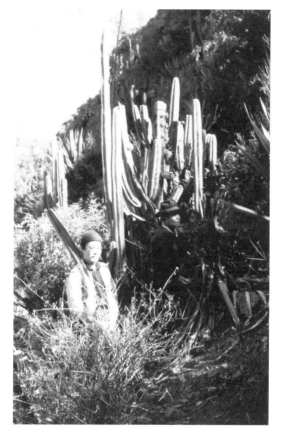

柱状のサボテンで、幻覚物質メスカリンを含んでいる。
ペルーのインディオが儀式のときに用いたといわれている。

人類と薬草の長くて深い関わり

幻覚サボテン②

ウバタマ

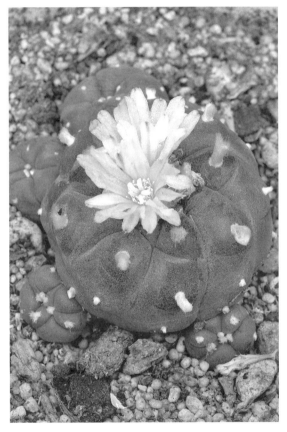

ウバタマ
写真提供：磯田進、
元昭和大学薬学部

メキシコでは球形のウバタマも幻覚物質メスカリンを含む。

Chapter 2

薬草療法を最高度に
体系化した中医と漢方

中国医学のルーツの三つの文化圏

「漢方」とは、古代中国から伝わった医学が日本で独自の発展を遂げた伝統医学のことです。現代の中国では、中国の伝統医学を「中医」といいます。また韓国では、中国から伝わった医学が韓国で独自の発展を遂げた伝統医学を「韓方」といいます。漢方も中医も韓方も、古代中国の医学をルーツとしますが、それぞれ診断の仕方や処方が異なっています。

四大文明の一つ「黄河文明」

中国は、最も早く文明の現れた地域の一つで、その年代は大体今から7000年前くらいまで遡ると考えられています。20世紀の初めに黄河流域でその時代の遺跡がたくさん発見されました。この文明のことを黄河文明と呼び、いわゆる「四大文明」の一つといわれるようになりました。

中国では、乾燥気候の黄河文化圏、農耕が盛んとなった長江文化圏、および高温多湿の江南文化圏において、それぞれの風土に合った医術が発展しました。

黄河文明が黄河中流域で誕生するのが紀元前5000年頃です。黄河文明の前半を仰韶文化といいます。

黄河文明が発展していく中で都市が誕生します。中国の伝説の古代の聖王に堯、舜、禹がいます。夏王朝が滅んだ後を継いだのが殷王朝です。これが最初の王朝とされています。当時は商と呼んでいました。

殷の遺跡が殷墟で、王の墓が発掘されています。当時、殷王が占いに使ったのが牛などの大型動物の肩甲骨や亀の甲羅です。そこに甲骨文字が書かれていました。この甲骨文字が後の漢字の原型となるわけです。殷代の遺物からは青銅器も見つけ出されています。

この黄河文明を地域別・系統別に分類した中でも代表とされるのが仰韶文化と竜山文化です。仰韶文化は紀元前5000年頃に黄河の上流域の陝西省、山西省

古代中国文明の三つの文化圏

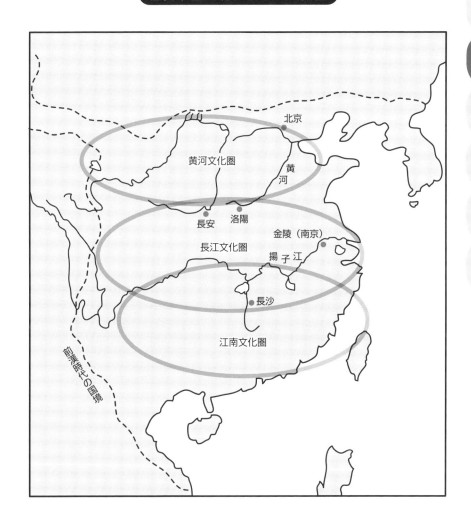

で始まりました。その特徴はきれいに彩色された土器です。このようなものを彩陶文化と呼んでいます。竜山文化は仰韶文化が終わった後の紀元前2500年頃に始まりました。こちらの特徴は黒い土器です。このようなものを黒陶文化と呼んでいます。この文化の終わり頃になると青銅器が作られるようになりました。

鍼灸医学の基盤を作った黄河文明

　黄河流域で栄えた黄河文明の医学の特徴は、「黄帝内経」を作ったこと、鍼灸を発明したこと、陰陽五行説を作り上げたことです。

　「黄帝内経」は中国伝統医学の根幹をなす聖典であり、特に鍼灸医学の方面で軌範となる書です。秦・前漢の時代の作とされています。著者は不明ですが、中国古代の伝説の人とされる黄帝と臣下の６人の名医との問答体で著されています。

　黄河文化圏を形成した種族の祖先は、遊牧民でした。気候の変化が激しい乾燥した不毛の土地で牧草を求めて転々と移動していましたから、薬になるような植物を求めることは不可能に近かったことでしょう。それ故、疾病の治療にあたっては、身近にある石器や骨器で刺激を加えたり、鬱血や膿汁を除くために出血をさせたり、また必要に応じて火熱を加えて苦痛を緩和したものと想像されます。

　そして、このような経験が次第に集積して、ついに身体の特定部位における刺激点を見出しました。これが「経穴」すなわち「ツボ」の発見です。後に金属文化が発生すると、今度はきわめて細い金属鍼が用いられ、やがてツボとツボのあいだを結ぶ「経絡」を知ることになります。この発見こそは黄河文明圏の最大の収穫であり、今日の鍼灸医学の基盤となっています。

　遊牧民は自然現象にとても敏感でした。このような環境から、天体の運行、季節の変化などの知識が豊かとなり、自然と人体の関連を融合的に考えるようになり、それが自然哲学へと発展しました。この自然哲学は、自然現象と人体の生命現象の相関を論じ、大宇宙と小宇宙の対比を説く「天人合一説」から展開し、万物を相反する二要素の立場で認識する「陰陽論」となり、さらにあらゆる現象を「木・火・土・金・水」の五要素の連鎖的相対（相生・相剋と呼ばれる）による質的平衡で論じる「五行説」が発生しました。黄河文化圏の医学理論は、これらの自然哲学の背景で強化され、漢代になってそれは「黄帝内経」にまとめられました。

　「黄帝内経」は医家必読の根本文献とされています。現存する「黄帝内経」は「素問」、「霊枢」、「太素」、「明堂」に分けられます。中でも中心となるのは「素問」と「霊枢」です。「素問」は生理、病理、環境衛生、養生法について論じた医学概論で、哲学的論述が多くなっています。「霊枢」は、解剖、生理を説いたうえに、鍼による治療法（鍼術）を詳述しています。特に陰陽五行、気血栄衛、

臓腑経絡の説が基本となっています。たとえば、「霊枢」によれば、五臓六腑には12の原穴（元気の象徴となる経穴）があり、疾病がある場合はここに反応が現れるなどといったことが書かれています。

この「黄帝内経」の理論は内経系医学とも呼ばれ、五行説などとともに日本では鍼灸のみならず、後世方派医学の源流となっています。内経系医学は疾病の本態を病因や病論で探究しようとしています。

薬草療法は長江文明から発祥

長江流域は早くから稲作と操船の民の生活が発達し、生活に豊かさがありました。また西部の山岳地帯には多くの薬物を産出しました。天然資源に恵まれ、生活が向上して衣食住の心配がなくなれば、当然起こってくるのは、人間の性として、いつまでもエネルギッシュでありたいとか、長生きしたいなどという欲望です。朝鮮人参がもてはやされたり、老荘の無為自然の道を奉じた道家や、不老不死の仙術をあやつる神仙家が発生したのもこの時代のことです。秦の始皇帝が不老長寿の薬を求めて、徐福を日本へ派遣したという故事（徐福伝説）も、このような思想を裏付けるものと考えることができます。

長江文化圏の種族は、神農をそれら生活技術の創始者となし、理想の帝王と考えて神格化しました。これは先の黄河文化圏における黄帝と同じです。

「神農本草経」は中国に現存する最古の本草書で、成立は後漢の頃で、後述する「傷寒論」とほぼ同時代と推定されます。原書は紛失し現存しませんが、原文に手を加えずに註釈を付加して「神農本草経」が作られました。本書の主な目的は薬効が多く書かれていますので、最初の中国医学の薬物の書とも考えられます。「神農本草経」には365種の薬物が収載され、内訳は植物薬が252種、動物薬が67種、鉱物薬が46種となっています。

「神農本草経」は薬物を上・中・下の3つに分けました。上薬はこれを君薬として、命を養うことを主とし、「天」に相当するものとしました。これらの薬には毒がないため、長期間にわたって服用しても害がないものと考え、軽身益気、不老延年を欲するものの飲むべき薬であるとしました。中薬はこれを臣薬とし、養性を主として、「人」に相当するものであるとしました。これらには病を防ぎ、体力を補う力があるため、毒の有無によって適宜配合して用いなければならないとしました。下薬はこれ

を「佐薬」とし、病を治することを主として、「地」に相当するもので、毒が多いため、長期間の服用に適しないと考えました。

このことから、「神農本草経」が多分に神仙的な薬効に重点をおいたものであったことが想像できます。

実践的な江南文化圏の医術

長江の南一帯は江南文化圏と呼ばれます。ここで発展した経験医学をまとめたものが「傷寒雑病論」です。「傷寒雑病論」は中国医学の最古最高の古典であり、極めて実践的な医書です。

温暖な気候の江南文化圏の医術も、草根木皮を中心とした生薬を利用する療法でしたが、長江文化圏の医術が神仙家の影響によって不老長寿の術に偏っていたのとは違っていました。

江南文化圏の医術の起源は明らかではありませんが、煎じ薬を創始したと伝えられる殷の宰相、伊尹の系統に属すると考えられます。江南では、長江文化圏のよう

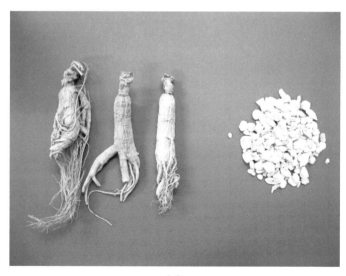

上薬

人参

「神農本草経」に記載された薬物

上薬	無毒で滋養強壮に用いる。不老延年、軽身益気を良くするものが飲むべき薬。 朱砂、人参、甘草、地黄、朮、柴胡、遠志、石斛、桂枝、龍骨、麝香、牛黄、亀甲など。
中薬	発病を抑え、病を防ぎ体力を補う。毒の有無を知って適宜に配合して用いる。 石膏、生姜、葛根、当帰、麻黄、芍薬、貝母、淫羊藿、牡丹皮、厚朴、鹿茸、犀角など。
下薬	有毒で病気の治療に用いる。 附子、半夏、大黄、桔梗、夏枯草、桃仁、杏仁など。

中薬

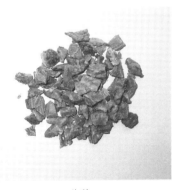

生姜

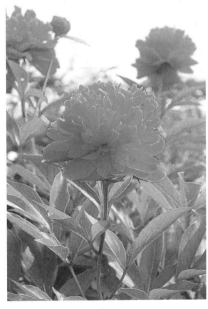

芍薬

下薬

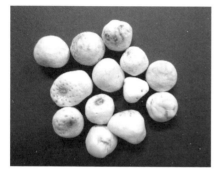
半夏（全形）

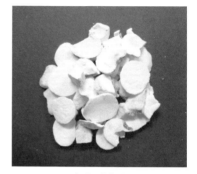
半夏（刻み）

に特殊な自然物の神秘的薬効に重きをおかず、身土不二に基づく、容易に入手できるありふれた薬物を適宜組み合わせて、その総合効果が発揮できる条件を見つけて用いられました。

　高温多湿で流行病発生の危険に常にさらされていたこの地方の種族は、純医療的な薬物療法を行いました。多くの急性伝染病に共通する症候群に対して、民間薬的な1種類の薬物ではその効果は不十分なので、数種類の薬物の総合作用に期待を寄せ、効果が最もよく出る条件を追求しました。このための長い経験が整理されて、一定の薬物を配合した処方と、それに適応する条件の原則が見出され、「証」という基本概念を把握し、中国医学の法則性を確立しました。

　江南文化圏の医術は、漢の時代にほぼ完成しています。そして、それらの知見を集約した本が、今日伝えられている「傷寒雑病論」です。「傷寒雑病論」は「傷寒論」と「金匱要略」の二つに別れています。共に後漢の時代に長沙（現在の中国湖南省）の張仲景が著したものといわれ、特に「傷寒論」については紀元後220年頃の作とされています。その内容は、「傷寒論」は急性症について、「金匱要略」は慢性病について述べたものといわれています。

　「金匱要略」には「傷寒論」と同様に多くの処方が記してあります。例えば、夜間尿など腎虚で使う八味丸や、婦人病などの血の道で使われる駆瘀血薬の桂枝茯苓丸や当帰芍薬散などがあります。膝関節痛などで使われる「防已黄耆湯」や「越婢加朮湯」など、「金匱要略」のみに出てくる処方薬も少なくありません。

中国の代表的な本草書

西暦（年）	時代	著　者	書　名	概　要
1世紀〜2世紀	漢	張仲景・華陀	神農本草経	3巻　365種
500	梁	陶弘景	神農本草経集注	7巻　730種　名医別録との合本
659	唐	蘇敬	新修本草	20巻　830種
739	唐	陳蔵器	本草拾遺	
974	宋	劉翰・馬士	開宝本草	21巻　984種
1060	宋	掌兎禹　蘇頌	嘉祐補註本草	21巻　1084種
1063	宋	蘇頌	本草図経　図経本草	20巻
1082	宋	唐慎微	経史証類備急本草	31巻
1108	宋	艾晟	経史証類大観本草	31巻　1774種
1116	宋	曹考忠	重修政和経史証類備用本草	30巻
1116	宋	寇宗奭	本草衍義	20巻　473種
1159	南宋	王継先	紹興本草	完全なものは残っていない
	明	朱橚	救荒本草	野生の民間薬　食用植物
1596	明	李時珍	本草綱目	1892種
1765	清	趙学敏	本草綱目拾遺	10巻921種　本草綱目に追加
1848	清	呉其	植物名実図考	38巻　長編22巻

　疾病治療の指南書として見た場合、「傷寒論」と「金匱要略」とでは、発想がまるで違います。「金匱要略」は当時の後漢の哲学思想の基本である五行説の影響を強く受けていますが、「傷寒論」は極めて実用的で、自然哲学や神秘的色彩などはまったく認められません。

　「傷寒雑病論」の本質は、中国ではなく江戸時代の日本での活用から多くの事実が確証され、これが現在の漢方医学となって利用されています。

唐代にギリシャ・ローマの薬草も中国に伝来

　唐の時代には文化が栄え、シルクロードから多くのヨーロッパの物資と知識が持ち込まれました。この時代にヨーロッパから持ち込まれた薬草は、サフラン、ベニバナ、ザクロなどです。

　唐の時代に書かれた医学書は孫思邈の「備急千金要方」（千金方）です。
「千金方」は総論に始まり鍼灸に終わり、病の症候、原因を論じ、先人の用いた処方を羅列してその適応を説き、按摩、導引、房中術などにもふれています。概観、体裁ともに大変整っていますが、巫祝に類する民間療法まで包含したため、内容は雑然として統一感はありません。しかし、当時備わっていた名医の処方が各所に収載されていて、その点において臨床上有益な参考書です。

　代表的な処方は、排膿作用のある「千金内托散」、狭心症のような心下部の疼痛に用いる「千金当帰湯」、胃潰瘍などに用いる「堅中湯」などです。さらに孫思邈は「傷寒論」の処方も入れた「千金翼方」を書きました。

　「外台秘要方」は、王燾が古医書の資料に基づき執筆したものです。40巻でまとめられ、熱極による充血炎症や精神興奮で用いる「黄連解毒湯」や、柔中風の肩こりで用いる「独活葛根湯」などは「外台秘要方」を出典としています。

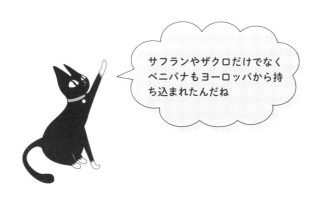

サフランやザクロだけでなくベニバナもヨーロッパから持ち込まれたんだね

ギリシャ・ローマから唐に伝わった薬草

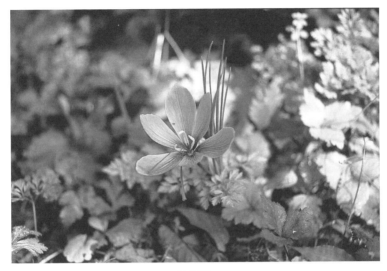

サフラン

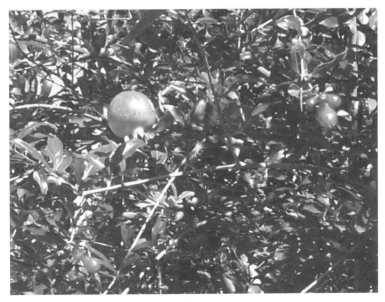

ザクロ

薬草療法を最高度に体系化した中医と漢方

遣唐使が日本に伝えた薬草

　飛鳥・奈良時代から平安時代にかけて、遣隋使や遣唐使により大陸の文明が日本に伝えられました。その一つに医薬の分野があります。正倉院に現存する薬物や、隋・唐の医書、薬物書が伝来したのがこの頃でした。

　隋や唐王朝への貢物のお返しに、日本の朝廷に貴重な品々が送られました。これらの宝物は朝廷に保存されていましたが、756年、光明皇后は夫聖武天皇の七十七回忌に東大寺の大仏に奉献しました。

　聖武天皇遺愛の品約650点と約60種の薬物を、その後も光明皇后は3度にわたって大仏に奉献しています。これらの献納品については「献物帳」に目録が記され、正倉院に収められました。

　正倉院には、日本製品だけでなく、唐や西域、遠くはペルシャなどからの輸入品を含めた、絵画・書跡・金工・漆工・木工・刀剣・陶器・ガラス器・楽器・仮面などが多く残っています。また、奈良時代の日本を知るうえで貴重な史料である正倉院文書、東大寺大仏開眼法要に関わる歴史的な品や、古代の薬品なども所蔵された、文化財の一大宝庫で、シルクロードの東の終点ともいわれます。

　平安時代になると、交通網や商業が発達して唐物などの交易品の輸入もますます盛んになり、産物が中央に集まるとともに文化も経済も著しく発達しました。遣唐使の派遣も反復されるとともに、中国の医学手技や薬物についても大いに研究研鑽され、日本の国情、風土に合わせて進歩発展しました。

　984年、丹波康頼が隋や唐の医書などを引用して医薬処方剤や治療の法則を論じた「医心方」30巻を著しました。

　また、醍醐天皇の勅命によって編纂された「延喜式」（905～927年）には、全国57の諸国から朝廷に進貢された170余種にも及ぶ生薬の品名と数量が国別に克明に記録してあります。

正倉院の薬物研究

　正倉院は東大寺の倉庫でしたが、明治以降、国の管理下に置かれ宮内省所管

正倉院に保存されている大黄

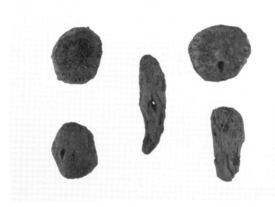

出典：正倉院正倉

となりました。現在は宮内庁の正倉院宝庫および正倉院宝物を管理する施設の機関である正倉院事務所が管理しています。

正倉院に現存する薬物の研究はこれまでに2回行われました。第一次（1949～1950年）の主任は朝比奈泰彦・東京大学教授、第二次（1994～1995年）は柴田承二・東京大学教授でした。正倉院に保存されている薬物を記録した「種々薬帳」には60品目と記されていましたが、調査時には34品目が確認できませんでした。第一次では残存は26品目とされていましたが、第二次で新たに14品目が存在していることが確認され、60品目中20品目がなくなり、40品目が現存していることになりました。また、帳簿外の16品目が確認されました。

第二次調査では成分分析が行われました。確認された化合物は、甘草のグリチルリチン酸、大黄のアントラキノン類、センノシドAとB、人参のジンセノサイド類、冶葛から有毒成分ゲルセミン、ゲルセミシン、ゲルセジン、コウミン、ゲルセベリン、フマンテニリンが発見されています。新たに確認されたものは、帳簿内の小草、阿魔勒、菴麻羅、黒黄連、紫鑛、鬼臼、巴豆、厚朴、遠志、桂心、芫花、大黄、臈蜜、甘草、胡同律、冶葛があります。帳簿外では人参と青木香、木香、丁香、蘇芳、沈香、獣胆などです。

正倉院薬物「種々薬帳」に記載されている植物

蕤核（ズイカク）	バラ科の成熟した果実の種子
小草（ショウソウ）	中国産の遠志をいうが、現存品はマメ科植物の莢果
畢撥（ヒハツ）	インド産ナガコショウ
胡椒（コショウ）	インド産コショウ
阿魔勒（アマロク）	亡失したがコショウ科アムラタマゴノキの果実と考えられている
菴麻羅（アンマラ）	トウダイグサ科アンマロクウカンの果実片、種子
黒黄連（コクオウレン）	現存
青葙草（セイショウソウ）	亡失
白及（ハクキュウ）	ラン科シランの球根
雷丸（ライガン）	サルノコシカケ科ライガン菌
鬼臼（キキュウ）	ユリ科マルバタマノカンザシの根茎。現在はメギ科ハスノハグサ
檳榔子（ビンロウジ）	ヤシ科ビンロウの種子
宍（肉）縦容（ニクジュヨウ）	ハマウツボ科ホンオニク
巴豆（ハズ）	トウダイグサ科の種子
無（没）食子（ムショクシ）	
厚朴（コウボク）	現在はモクレン科ホオノキ属だが現存品は別物のようである
遠志（オンジ）	ヒメハギ科イトヒメハギの根
呵（訶）梨勒（カリロク）	カラカシ・シクンシ科ミロバランノキの果実
桂心（ケイシン）	クスノキ科ニッケイの樹皮
芫花（ゲンカ）	フジモドキの花蕾
大黄（ダイオウ）	タデ科ダイオウの根茎
甘草（カンゾウ）	マメ科カンゾウの根
蔗糖（ショトウ）	イネ科サトウキビの茎から得られる、いわゆる砂糖
胡同律（コドウリツ）	樹脂の乾燥物
防葵（ボウキ）	現在はツヅラフジ科シマサスノハカズラだが亡失のため不明
狼毒（ロウドク）	亡失して不明だが、サトイモ科クワズイモの根茎、トウダイグサ科マルミノウルシの根、ジンチョウゲ科の根などが考えられている
冶葛（ヤカツ）	断腸草あるいは胡蔓藤のクマウツギ科

11 明代に世界最高の薬草書「本草綱目」が完成

　明の時代の李時珍（1518～1593）は、現在の湖北省の生まれで、医者であった父に医学の教授を受ける傍ら本草学に異常な興味をもち、開業の余暇に800以上の書物を参考にした文献の探索と実物の観察を行って、実証的な薬学を打ち立てようと努力し、死の直前に金陵（今の南京）で、大著「本草綱目」を公刊しました。

　「本草綱目」は従来の本草書と違って、神農本草経以来の伝統であった三つの分類（上薬、中薬、下薬）を排し、独自の立場で実物について自然分類の形式をとっています。16部の綱目の下に、さらに細かく分類し、金石、草木、鳥獣という並べ方としました。品目数は1894種で、図が1万点付いています。

　本書は古典本草書の引用に課題を残しておりますが、明代の新しい科学的な視点が感じられ評判が高く、現在まで数十版を重ね、日・独・英・仏の各国語に訳されています。中国の医学を論ずるには欠くことのできない文献となっています。

　「本草綱目」は収載されている薬物が膨大なことから、この中から実用性の高い薬物を精選し編集したものに、汪昂が著した「本草備要」という書物があります。「本草綱目」の要約版ともいうべき書物で便利です。日本では小野蘭山が生薬鑑定に関して「本草綱目」を参考に日本の知識を追加した「本草綱目啓蒙」を作り上げました（1803年）。

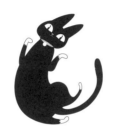

12 江戸時代に花開いた薬草の研究

薬草栽培を奨励した将軍吉宗

　江戸時代には本草学として薬草の研究が進みました。徳川幕府の初代将軍である家康は、大陸の薬に関する本を多数持ち込みました。その中に「本草綱目」や「和剤局方」があります。

　8代将軍・吉宗は殖産を奨励し、有用植物の栽培で国益を高める施策を打ちました。中国や朝鮮、南方から多くの薬草も導入しましたが、国内の野生植物にも有用なものがあると考え、全国で採薬を行いました。

　幕府は、これらの成果を普及させ、治療に供給できるようにするため、各藩にも御薬園を作りました。

　小石川御薬園は、1638年に幕府が江戸城外に設けた品川御薬園と牛込御薬園（大塚御薬園）の二薬園を引き継いだ薬園です。薬園には、医師出身の園監と園芸作業にあたる荒子などを置きました。将軍吉宗が旧・小石川御殿用地の大部分を1721年に薬園とし、全国の薬園の中心としました。園内には官立病院の草分けといわれる養生所を設置し、極貧者の救済を目指しました。

　明治維新後、政府は藩の御薬園を廃止しましたが、小石川御薬園は植物園として残されました。

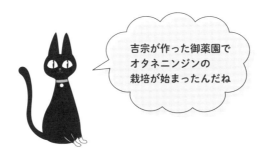

吉宗が作った御薬園でオタネニンジンの栽培が始まったんだね

江戸時代の薬園

幕府の薬園	大塚御薬園、麻布御薬園、小石川御薬園、京都御薬園、長崎御薬園、駒場御薬園、駿府御薬園
諸藩の薬園	尾張藩の御薬園、南部藩の御薬園、秋田藩の御薬園、会津藩の御薬園、福岡藩の御薬園、熊本藩の御薬園、島原藩の御薬園、薩摩藩の御薬園、高松藩の栗林薬園（平賀源内が初代園長）
特殊な薬園	森野薬園（奈良県）、甘草屋敷（山梨県塩山）、日渉園（広島市）

江戸幕府の御薬園を起源とする小石川植物園

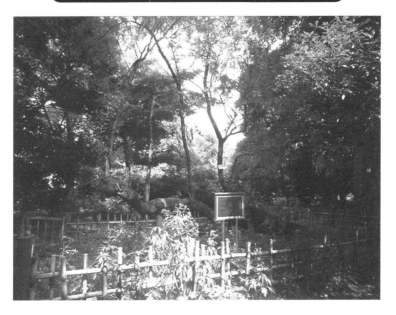

江戸時代に栽培されていた薬草と効能①

和名（生薬名）	効　　能
アミガサユリ（貝母）	鎮咳、去痰、解熱
アカヤジオウ（地黄）	強壮、補血
アマチャ（甘茶）	非糖性甘味料、糖尿病
イカリソウ（淫羊藿）	強壮、強精
イノコズチ（牛膝）	浄血利尿、関節痛
ウツボグサ（夏枯草）	利尿、腎炎、膀胱炎
ウイキョウ（茴香）	健胃、去痰
エビスグサ（決明子）	胃腸、便秘、視力増進
エンゴサク（延胡索）	鎮痛、浄血
オオバジャノヒゲ（麦門冬）	咳止、痰切、強壮、利尿
オオツヅラフジ（漢防己）	消炎、利尿、鎮痛
オニユリ（百合）	鎮咳、解熱
カタクリ（堅香子）	すり傷、できもの、滋養
カノコソウ（吉草根）	鎮静、ヒステリー
カラスビシャク（半夏）	鎮吐、鎮咳、健胃
キキョウ（桔梗）	去痰、健冒
キハダ（黄檗）	健胃、整腸
クコ（枸杞子）	強壮、補腎
クサスギカズラ（天門冬）	鎮咳、去痰、利尿
クチナシ（山梔子）	消炎、鎮静
クララ（苦参）	浮腫、皮膚病、殺虫
ゲンノショウコ（老鶴草）	下痢止、整腸
ゴマノハグサ（玄参）	消腫、解熱、腫れ物
コガネバナ（黄芩）	皮膚病、喀血、解毒
コブシ（辛夷）	頭痛、鼻炎
サクラ（桜皮）	湿疹、ジンマ疹
サラシナショウマ（升麻）	痔、解毒

江戸時代に栽培されていた薬草と効能②

和名（生薬名）	効　能
サフラン（蕃紅花）	通経、風邪
サンザシ（山査子）	整腸、健胃
サンショウ（山椒）	健胃、駆虫
ジギタリス（ジギタリス葉）	強心、利尿
シシウド（独活）	関節痛、発汗
ジュウヤク（十薬）	脚気、むくみ、解毒
シャクヤク（芍薬）	胃けいれん、腹痛、月経痛
シロナンテン（白南天）	鎮咳、扁桃腺
セリバオウレン（黄連）	健胃、整腸、下痢
ツルドクダミ（何首烏）	整腸、強壮
トチバニンジン（竹節人参）	去痰、解熱
トウスケボウフウ（防風）	皮膚病、発汗、下熱
トリカブト（附子、烏頭）	リュウマチ、神経痛の鎮痛
ナルコユリ（黄精）	強壮、強精
ナンテン（南天）	咳止め、扁桃腺
ニッケイ（肉桂）	発汗、下熱、健胃
ノイバラ（営実）	利尿、便秘
ノダケ（前胡）	鎮咳、去痰、頭痛
ハシリドコロ（ロート根）	胃腸薬　鎮痛、麻酔
ハッカ（薄荷）	解熱、清涼、健胃
ハナスゲ（知母）	解熱、消炎
ベニバナ（紅花）	腫瘍、月経異常、染料
ホオノキ（厚朴）	食欲増進、腹痛、下痢
マオウ（麻黄）	呼吸困難、喘息（発汗下熱）
ヤブラン（麦門冬）	喘息、去痰、利尿
リンドウ（竜胆）	健胃、消炎

江戸時代の本草学者たち

・稲生若水（1655〜1715）

1693年に、加賀藩主である前田綱紀に召し抱えられ、「本草綱目」を補う本草学書「庶物類纂」の編纂を下命されました。1697年に執筆を始めて、362巻まで書き上げたところで死去しました。その後、将軍吉宗の下命で、若水の子、稲生新助や弟子の丹羽正伯らがさらに638巻を書き上げて1747年に計1000巻にわたる大著「庶物類纂」が完成しました。稲生若水は、漢方、薬物などを中心にした本草学に、動植物全体を対象とする博物学への方向性を備えさせたといえます。

・松岡恕庵（1668〜1746）

稲生若水の下で本草研究に研鑽を積み、当代きっての本草学者となりました。京都で私塾を開き、門下に小野蘭山などを輩出しました。

・阿部友之進（?〜1753）

1727年に奥州、甲斐に赴き採薬を行いました。友之進の曾孫の喜任は1861年、幕府が派遣した咸臨丸に乗船し、小笠原諸島の調査を行っています。

・丹羽正伯（1691〜1756）

本草学を稲生若水に学び、後に江戸幕府の採薬使に登用されて下総薬園（現・千葉県船橋市薬円台）の管理、薬草の栽培を命じられました。若水から引き継いだ本草学書「庶物類纂」のほかに、全国の動植物、鉱物などを網羅的に調査した「諸国産物帳」を著しました。

・森野藤助（1690〜1767）

1729年、幕府の採薬使に随行し大和の薬草を探索しました。この功で幕府薬園の薬草木を与えられ、自家での栽培、精製を許されました。これが奈良県宇陀市に現在も続く森野薬園です。著作に、森野薬園の植物などを写した彩色植物図譜「松山本草」などがあります。

・植村佐平次 （1695〜1777）

　1710年に、紀伊藩主だった徳川吉宗に召されて御庭方となり、吉宗が将軍に就任すると、これに従って江戸城に入り御庭番となりました。1720年、駒場御薬園の園監に任ぜられ、採薬使を兼ねました。30年以上にわたって諸国の草木の実地踏査を行い、各地で未知の動植物を発見して記録し、「諸州採薬記」（1755年）に残しました。

・野呂元丈 （1694〜1761）

　日本における蘭学の先駆者とされます。1720年、幕府の命で諸国の薬草を採取しました。当時の将軍吉宗は、西洋の学問のうち実用的なものについては禁を緩め導入を図りました。その命を受け、青木昆陽とともにオランダ語を学びました。さらに江戸参府中のオランダ人からランベルス・ドドネウス著の本草書の存在を聞いて、日本最初の西洋博物学書ともいうべき「阿蘭陀本草和解」を著しました。

・田村藍水 （1718〜1776）

　阿部友之進から本草学を学びました。1737年、幕府からオタネニンジンの種20粒を下付され、人参の国産化の研究を命じられました。オタネニンジンの栽培の研究と合わせて諸国を巡って産物について調査を行いました。1757年、弟子の平賀源内らとともに湯島で薬品会を開き、日本の本草学発展の基礎を築きました。著書に「人参譜」、「人参耕作記」、「琉球物産誌」などがあります。

・平賀源内 （1728〜1780）

　長崎へ遊学してオランダ語、医学などを学び、江戸で田村藍水に弟子入りして本草学を学びました。蘭学医の杉田玄白や中川淳庵らとも交友しました。1763年には、オランダ博物学の考え方も入れて日本の薬草の市場品の内容をまとめた「物類品隲」を刊行しました。オランダ博物学に関心をもち、洋書の入手に専念しますが、オランダ通詞に読み分けさせて読解に努めたといわれます。1776年には、長崎で手に入れたエレキテル（静電気発生機）を修理して復元しました。栗林御薬園（香川県、現在は栗林公園）の初代園長でもあります。

小野蘭山の著した「本草綱目啓蒙」

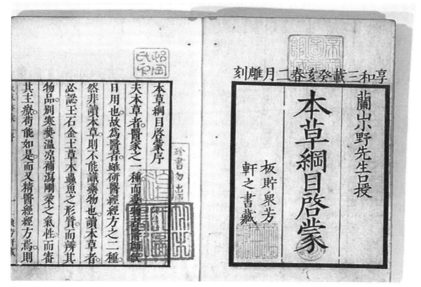

国立医薬品食品衛生研究所・蔵

・小野蘭山 (1729～1810)

　松岡恕庵に本草学を学び、積極的に山や森に分け入り、日本の本草学の集大成を志しました。本草1882種を書き表した全48巻に及ぶ日本最大の本草学書「本草綱目啓蒙」を1803年に刊行しました。シーボルトは蘭山を"東洋のリンネ"と賞賛しています。

江戸時代の本草書

年	書　名	著　者	巻と種類	概　　要
918年	本草和名	深江輔仁	1025種	
984年	医心方	丹波康頼	30巻	日本最古の医書
1574年	啓迪集	曲直瀬道三	8巻	後世派、金元医学
1698年	広益本草綱目	岡本一抱	23巻1834種	本草綱目の日本語訳
1708年	大和本草	貝原益軒	19巻1362種	本草綱目のものと著者が調べた民間薬
1713年	和漢三才図会	寺島良安	105巻	絵入り百科事典
1726年	用薬須知	松岡玄達		生薬の品質や形状についての記述が中心
1738年	一本堂薬選	香川修徳	220処方、200種	
1747年	庶物類纂	稲生若水、丹羽正伯	1000巻3400種	
1755年	諸州採薬記	植村左平次		薬草の採集地を記載
1758年	採薬使記	阿部友之進、松井重康	巻之1〜3	薬草の採集地を記載
1762年	類集方	吉益東洞		古方派を代表する医
1763年	物類品隲	平賀源内		物産会を開催、その出品目録集
1765年	松山本草	森野藤助	10巻	原色の絵
1765年	花彙（かい）	小野蘭山	8巻200種	草之巻4巻・木之巻4巻から成る花の図鑑
1784年	薬徴	吉益東洞	53種	漢方で汎用される生薬について個々の薬能、薬効を的確に解説
1806年	本草綱目啓蒙	小野蘭山	20冊　1882種	本草綱目に日本の植物をあてた解説
1829年	本草図譜	岩崎灌園	2000種の絵	木版に手で色付けしたもの
1862年	草木図説	飯沼慾斎	草部20巻、木部10巻	草類1250種、木類600種の植物学的に正確な解説と写生図
1841年	古方薬品考	内藤尚賢	204種の図	傷寒論と金匱要略の薬物200種について解説
1856年	類集方広義	尾台榕堂		吉益東洞の類集方に注釈を加えた解説書
1863年	古方薬議	浅田宋伯	5巻	古方の薬物の解説

漢方なくして西洋医学の普及はなかった

　8代将軍・徳川吉宗は、漢訳蘭書の輸入禁止を緩和して、西洋の知識摂取も奨励しました。西洋の医学を学んで日本に広めたのも本草学者や漢方医たちでした。

　1740年、儒学者の青木昆陽と採薬師・本草学者の野呂元丈は、将軍吉宗にオランダ語の学習を命じられました。青木昆陽はオランダ語辞書の「和蘭文字略考」などの辞書・入門書を著しました。野呂元丈は、幕府の官庫・紅葉山文庫に保管してあったランベルス・ドドネウス著「草木誌」を抄訳した日本最初の西洋博物学書ともいうべき「阿蘭陀本草和解」を著しました。

　「阿蘭陀本草和解」の内容は、原書の所収ページ数、薬草の名称をオランダ名、ラテン名、日本名で記し、併せて効能、用法およびその製薬法を記載しています。日本の蘭学研究史において貴重であるとともに、伝来経緯の明らかなことも特記されます。

　1774年には、杉田玄白や前野良沢らがオランダの医学書の「ターヘル・アナトミア」を訳して「解体新書」として刊行、1788年には大槻玄沢が蘭学の入門書「蘭学階梯」を記して蘭学発展の基礎をつくりました。

　日本を訪れたドイツの医師・博物学者シーボルトは、1824年、長崎郊外に鳴滝塾を開いて高野長英らに西洋医学や自然科学などの諸学を講じました。シーボルトと交流のあった宇田川榕菴は、オランダ薬局方の翻訳として「遠西医方名物考」（1825年）、「和蘭薬鏡」（1835年）を出版しました。また、西洋の植物学を日本に初めて紹介した「菩多尼訶経」（1822年）、「理学入門　植学啓原」（1835年）、化学を紹介した「舎密開宗」（1837年）を出版しました。蘭書の翻訳において宇田川榕菴は、日本語にはまだ存在しなかった学術用語を造語しました。酸素・水素・窒素・炭素・白金といった元素名や、元素・酸化・還元・溶解・分析といった化学用語、細胞・属といった生物学用語は宇田川榕菴の造語です。

　緒方洪庵は、1836年に長崎へ遊学してオランダ人医師の下で医学を学び、大

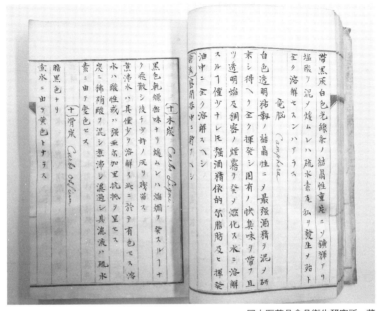

「和蘭局法書」(オランダ薬局方の和訳本)

国立医薬品食品衛生研究所・蔵

阪に適塾を開いて、福澤諭吉、大村益次郎、長与専斎(薬局方つくりの責任者)など、幕末から明治維新にかけて活躍した幾多の人材を育てました。また、天然痘治療に貢献し、日本の近代医学の祖といわれます。

江戸時代におけるこのような西洋医学の普及は、本草学や漢方医学の基盤の上に築かれたものなのです。

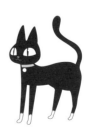

14 「日本薬局方」に収載された生薬

　「薬局方」とは、国ごとに制定される医薬品に関する品質規格書です。

　「日本薬局方」が制定される明治の初めまでは、「薬局方」といえば「和剤局方」という本のことを指していました。

　「和剤局方」は、中国の北宋の時代に皇帝が命令して作られたもので、297処方が収載され、それぞれの適応症、薬剤名、処方量、調製法、用法、用量が記載されています。

　明治になって1874年に、衛生行政の基本となる医制が公布され、この中で日本の薬局方を制定する意図が示されました。

　当時、東京司薬場で監督官をしていたオランダ人ゲールツに日本薬局方の草案づくりが依頼され、オランダ薬局方を主体に欧米の薬局方を参考にして1877年に草案が完成しました。1883年に日本薬局方の稿本は完成しましたが、ドイツとアメリカの薬局方の改訂部分も盛り込んだため、公布されたのは1886年でした。国定薬局方としては世界で21番目のものですが、当時としては世界で最も進んだ薬局方でした。

　1886年の日本薬局方初版に収載されたのは468品目（有機薬品59、無機医薬品80、生薬89、油脂・揮発油37、製剤177、製剤原料19、衛生材料7）でした。初版に記載された生薬のうち、2011年に改正された第16版の日本薬局方にも収載されているものは24品目あります。

　2021年の第18改正では、旧来のものに加えて、漢方処方に用いる生薬類が収載されています。その数は、200品目にも及びます。

　また、初めて漢方関係の生薬が収載されたのは1891年の第2改正です。その後、1951年の第6改正までは、限られた生薬のみが収載されていましたが、第7改正以降には多くの漢方生薬が収載されるようになりました。

ゲールツがオランダ語で書いた日本薬局方草案

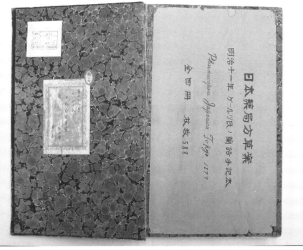

国立医薬品食品衛生研究所・蔵

日本薬局方　初版本

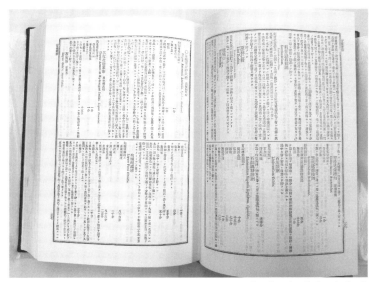

国立医薬品食品衛生研究所・蔵

日本薬局方の初版から第18改正まで収載されている生薬①

アセンヤク	古来、マレー人が咀嚼料としていたもので、1830年頃、欧州に紹介され収斂剤として使用され、欧州各国の薬局方に収載され日局にも収載された。
アラビアゴム	紀元前からエジプトで薬用とされていたが、欧州に伝わり丸剤や錠剤の結合剤として薬局方に収載されている。
アンソクコウ	安息香製剤原料。
ウイキョウ (茴香)	欧州で古くより芳香性胃腸薬としている。
ウワウルシ	13世紀頃から薬用とされ、欧州各国の薬局方に収載され、日局にも収載された。
カノコソウ	ワレリアナ根の代用として収載。
カンゾウ (甘草)	スペイン甘草、ロシア甘草、支那甘草の3種が流通しているが、日本では繁用される支那甘草の原植物 Glycyrrhizauralensis を代表にその他同属植物としてすべてが入るように記載した。
ケイヒ (桂皮)	「神農本草経」の上薬で、漢方薬に用いられる。Cinnamomum cassia を基原植物と規定した。
コロンボ	17世紀にアフリカから欧州に伝えられ、苦味健胃薬として各国の局方に収載された。
コンズランゴ	慢性病の健胃薬として欧米で利用されている生薬。
サフラン	欧州原産で、10世紀頃スペインで栽培され、広く欧州で鎮静薬および通経薬の目的で局方に収載された。
シュクシャ (縮砂)	(第2改正で削除)
ショウキョウ (生薑)	インドで古来より香辛料および薬用であったものが、紀元前に欧州に伝わった。中国では「神農本草経」に収載され、漢方の要薬である。各国の局方に収載されている。
セネガ	アメリカインディアンのセネガ族が蛇にかまれたときの解毒剤として使用していたが、ヨーロッパで呼吸器疾患の去痰薬として紹介されて広まったので局方に収載された。
センナ	アラビアの緩下剤として知られていたものが、エジプト原産の Cassia actifolia と中近東からインド原産の Cassia angustifokia の両種とも各国の薬局方に収載され、日局でも両種を記載した。

日本薬局方の初版から第18改正まで収載されている生薬②

ダイオウ （大黄）	「神農本草経」上薬に記載されている漢方薬の要薬である。シルクロード経由で中国から欧州に伝えられ、各国の薬局方にはRheum palamatumとRheum officinaleが収載されている。日本薬局方では重質の錦紋大黄が規定されたが、JP5で軽質の唐大黄 Rheum officinaleを収載した。JP6で大黄に統一された。
チョウジ （丁字）	モロッカ諸島原産で、4世紀には欧州に紹介されている。香辛料および芳香性健胃剤とし繁用され薬局方に記載された。
トウヒ （橙皮）	欧米各国の薬局方に古くから収載されていた生薬で、ダイダイの果皮を4分割したものである。第4改正ではドイツ薬局方の果皮の海綿状組織を取り除いたものとしたが、第5改正ではこの項は削除され、初版の記載に復帰した。
トコン	ブラジル原産で、17世紀にヨーロッパに伝えられ催吐剤として利用され、各国の薬局方に収載されていた生薬。
トラガント	小アジアからイラン地方に分布する植物の幹から滲み出された樹脂である。12世紀にドイツに持ち込まれ、その後、欧州各国で収斂薬として用いられ、薬局方に収載された。日局でも初版から収載されている。
ハチミツ	古代から甘味食品として使用されてきたが、滋養剤としても用いられてきた。
ハッカ	日本および中国で古くから薬用されている植物で、駆風剤などとして初版から基原植物Mentha arvensis var. piperascensとして収載された。イギリス、ドイツおよびアメリカの薬局方では、西洋ハッカが収載されていた。ハッカと西洋ハッカの違いは、主成分がハッカはメントールが70％以上入っているのに対し西洋ハッカでは50〜60％と低く、香味に差がある。外部形態はハッカの花序は葉腋にできるが、西洋ハッカは茎の先端にできる。
ホミカ	熱帯アジアのインドシナ半島やインドに分布する植物で、インドでは木部、樹皮、葉および種子を薬用にしてきたが、各国の薬局方で種子が消化不良等の治療薬として収載され、日局でも初版から収載された。
リュウタン （龍膽）	「神農本草経」上薬に記載され、漢方で繁用されている。第4改正以後はゲンチアナの代用として継続収載されている。

日本薬局方第2改正から第6改正までに収載された主な漢方関係の生薬

オウレン	「神農本草経」に記載されているもので、日本薬局方ではコロンボ根の代用として収載された。
キョウニン	古くから漢方で繁用されており、キョウニン水の原料として収載された。
オンジ	「神農本草経」の上薬に記載されている生薬で、セネガ根の代用として収載された。
キキョウ	「神農本草経」の下薬に記載されている生薬で、去痰薬として収載された。
ケンゴシ	峻下剤のヤラッパ脂の代わりにケンゴジ脂の原料として収載された。
サンショウ	苦味チンキのショウズクの代用として収載された。
オウバク	民間で水性乾燥エキスが健胃整腸薬として流通している。
オケラ（別名「蒼朮」）	健胃薬として収載された。
カッコン	漢方薬の原料として需要が高いので収載した。
シャクヤク	漢方薬としても家庭薬としても需要が高い。
ニンジン	薬用として使われる市場の規模が大きかったので収載された。
マオウ	エフェドリン類が局方に収載されているので、その原料として収載された。

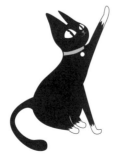

戦争中は生薬が日本に入ってこなかったから、ヨーロッパの植物の代用として使えるものが選ばれていたんだね

日本薬局方第15改正以降に収載された漢方エキス処方

第15改正（2006年）		葛根湯エキス、加味逍遙散エキス 柴苓湯エキス、大黄甘草湯エキス 補中益気湯エキス、苓桂朮甘湯エキス
	第一追補	桂枝茯苓丸エキス、半夏厚朴湯エキス
	第二追補	牛車腎気丸エキス、真武湯エキス 八味地黄丸エキス
第16改正（2011年）		黄連解毒湯エキス、柴胡桂枝湯エキス 柴朴湯エキス、芍薬甘草湯エキス 十全大補湯エキス、小柴胡湯エキス 小青竜湯エキス、無コウイ大建中湯エキス 釣藤散エキス、麦門冬湯エキス 六君子湯エキス
	第一追補	当帰芍薬散エキス、半夏瀉心湯エキス
	第二追補	乙字湯エキス、葛根湯加川芎辛夷エキス 大柴胡湯エキス、麻黄湯エキス
第17改正（2016年）		加味帰脾湯エキス、桃核承気湯エキス 防已黄耆湯エキス、防風通聖散エキス 抑肝散エキス
	第一追補	五苓散エキス
	第二追補	呉茱萸湯エキス
第18改正（2021年）		温清飲エキス、白虎加人参湯エキス
	第一追補	柴胡桂枝乾姜湯エキス 抑肝散加陳皮半夏湯エキス
	第二追補	辛夷清肺湯エキス

合計40処方あるね

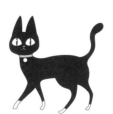

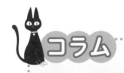

コラム

かわいい名前の薬草　―ネコノヒゲ

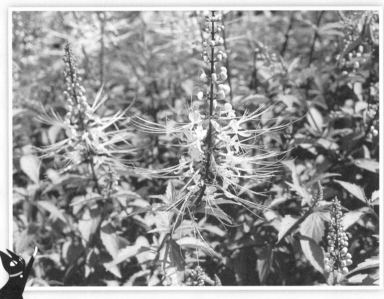

花がネコのヒゲに似ていることから名づけられた
インドネシアでは健康茶に用いられている薬草

Chapter 3

現代医学で見直される
漢方薬の効能・効果

第二次世界大戦後に漢方薬は復権

　明治維新後の日本は西洋化が進められ、西洋医学が治療方法の主流となりました。西洋医学を学んだ者しか医師になれないという制度になり、漢方は衰退しました。その後、ほんの一部の医師たちにより漢方は伝承され続け、徐々にその良さが再認識されました。

　第二次世界大戦後、国内の医薬品は困窮し、国内で入手可能な医薬品として漢方薬が見直されるようになりました。

　一方、1950年代に入ると欧米から最先端の化学医薬品が次々と入ってきましたが、これらには有効であると同時に多くの副作用が報告されるようになってきました。この頃から漢方薬を用いることによって、副作用で使用できなくなった医薬品の補填をする気風が国内で高まってきました。

　1955年には「国民医薬品集」が作られ、68品目の生薬の規格が記載されました。

　厚生省（現 厚生労働省）は、漢方薬を健康保険制度で利用できることを考慮して、原料生薬の規格を日本薬局方第7改正（1961年）に収載しました。

　1967年、漢方薬は医療用として初めて健康保険の対象となる薬価表に収載されることになりました。この医療用の漢方薬の登場により現代医療の現場でも漢方が普及することになり、今では約75％の医師が医療用の漢方薬を処方しています。

　日本薬局方第15改正（2006年）において、漢方処方23品目が収載されるようになりました。漢方処方の収載によって漢方薬は、西洋医学の医薬品と区別することない医薬品として評価されることになり、明確な臨床効果が証明できると思われる数種の漢方処方の臨床評価試験が行われています。医学と薬学の教育の中でも、和漢薬に関する教科をカリキュラムに組み込むことが義務づけられています。

医療用漢方薬の代表的処方

処　方　名	効能・効果（代表的疾患）
大建中湯（だいけんちゅうとう）	腹痛、腹部膨満感（イレウス）
芍薬甘草湯（しゃくやくかんぞうとう）	筋肉痛
牛車腎気丸（ごしゃじんきがん）	下肢痛、腰痛、しびれ、頻尿
補中益気湯（ほちゅうえっきとう）	病後の体力増強、夏やせ
葛根湯（かっこんとう）	感冒、肩こり
当帰芍薬散（とうきしゃくやくさん）	妊娠中の諸病、貧血
加味逍遥散（かみしょうようさん）	更年期障害（不安、不眠）
防風通聖散（ぼうふうつうしょうさん）	肥満症、便秘
桂枝茯苓丸（けいしぶくりょうがん）	更年期障害（のぼせ）
六君子湯（りっくんしとう）	胃炎、食欲不振
八味地黄丸（はちみじおうがん）	糖尿病、腰痛
麦門冬湯（ばくもんとうとう）	気管支炎
小青竜湯（しょうせいりゅうとう）	鼻炎、感冒
防已黄耆湯（ぼういおうぎとう）	肥満症、関節炎（膝）
半夏厚朴湯（はんげこうぼくとう）	咽喉頭異常感、不安神経症
十全大補湯（じゅうぜんたいほとう）	病後の体力低下、貧血
大黄甘草湯（だいおうかんぞうとう）	便秘
釣藤散（ちょうとうさん）	慢性頭痛
猪苓湯（ちょれいとう）	残尿感
柴苓湯（さいれいとう）	浮腫、胃腸炎

医療用漢方薬の歴史

1967年	初めて漢方薬4処方が薬価表に掲載される。
1976年	多くの医療用の漢方薬が収載される。
1985年	マル漢通知が国から発出される。これは、漢方薬の品質確保を目的としたものである。
1988年	漢方GMPが制定される。
2000年	148処方が薬価表に収載される。
2006年	漢方エキス6処方が日本薬局方第15改正に収載される。
2024年	日本薬局方第18改正に収載される漢方エキスが34処方加わり、合計40処方となった。

16 漢方薬の品質を安定させたエキス製剤

　これまで漢方薬は、主に煎剤（生薬に水を入れて3分の1の量まで煮つめたもの）としての内服でした。その際、品質のバラツキが多くあり、医療用製剤としては不適切でした。1950年代に漢方エキス製剤が開発され、現代医療の場に使いやすい剤型として1980年代以降、広く使われるようになりました。漢方薬を工場で管理しながらエキス製剤を製造すれば、品質のバラツキをかなり減らすことができます。

　漢方薬の品質確保をどのようにしたらよいのかについて、1982年より国と業界とで共同で研究されました。その結果を受けて、品質確保のための通知（マル漢通知）が1985年に国から出されました。

　その基本的な考え方は、昔から使用されてきた湯剤、つまり、「標準湯剤」を設定して、それと同等な漢方エキス製剤を生産するということです。そのために、各製品で2成分以上の管理指標成分を設定して、標準湯剤との同等性を確保するとともに、その成分の含量規格を設定して管理します。また、エキスの品質に影響を与える製造条件を適切に設定し、製造管理するということです。

　漢方エキス製剤は原料生薬の品質確保が重要であり、自主基準として「漢方GMP（Good Manufacturing Practices）」が1988年に制定されました。この基準は、生薬管理責任者を設置し、使用する生薬の適否を総合的に判断するシステムになっています。

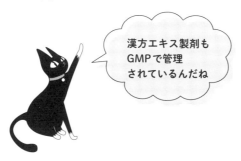

漢方エキス製剤もGMPで管理されているんだね

漢方エキス末の製造工程

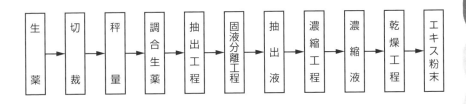

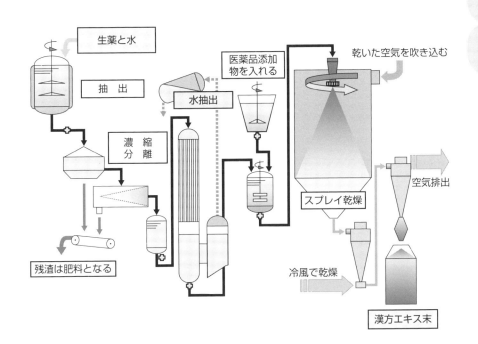

※漢方エキス末の「末」は、粉末を意味している

17 漢方薬は患者の状態で使い分ける

　西洋医学では病気の原因を追求し、その臓器に注目します。それに対して漢方医学では、病気になるのは体のバランスの乱れが原因と考えます。治療は、そのバランスを整えることです。したがって、診断も局所だけを見ることはせず、全人的な見方をします。漢方では診断時の患者の状態を「証」といいます。簡単にいうなら、「実証」は体力のある人、「虚証」は体力のない人です。漢方薬はこの2タイプに応じて処方します。いわゆるオーダーメイド医薬品です。

　最も身近な風邪の場合に使われる漢方薬を例にとって説明します。

　風邪の初期症状では、頭痛・発熱・悪寒・身体痛・肩こりなどが主訴で、くしゃみ・鼻みず・鼻づまりを伴うときは、「麻黄湯」、「桂枝湯」、「葛根湯」、「小青竜湯」などを用い、少しこじれてくると「柴胡桂枝湯」、「小柴胡湯」、「柴胡桂枝乾姜湯」などを用います。

　インフルエンザや麻疹（はしか）、風疹なども風邪と呼ばれる症状の仲間に入ります。頭痛・発熱・悪寒の他に、体の熱感やはげしい咽痛などを伴うこの風邪は、温めて汗を出すとかえってひどくなります。

　抵抗力がないため、いつも風邪を引いていて、症状はあまり激しくなくグズグズした風邪の場合は、抵抗力をつけることを目的に「補中益気湯」、「参蘇飲」などを用います。

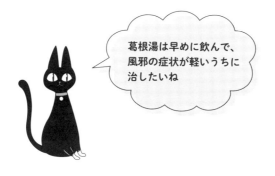

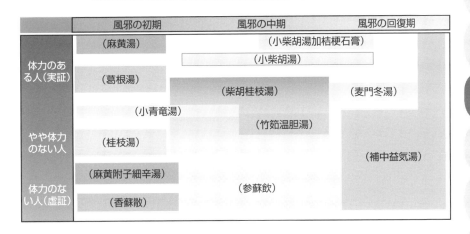

●風邪の初期症状

麻黄湯	体力があり頭痛・発熱・悪寒し汗が出ないときの腰痛・関節痛を伴う風邪に用いる。
桂枝湯	あまり体力がなく、頭痛・発熱・悪寒し自然と汗が出るときの風邪・鼻炎・妊婦の風邪に用いる。
葛根湯	体力がある人で発熱・悪寒し腰から背にかけて凝り、汗が出ていないときの風邪の初期・中耳炎・扁桃腺炎・蓄膿症などに用いる。
小青竜湯	発熱・悪寒・頭痛がして汗が出ないときで、多尿・鼻水・むくみなどの症状があるときの喘息・腎炎・蕁麻疹・湿疹・アレルギー性鼻炎などに用いる。

●少しこじれた風邪

柴胡桂枝湯	鳩尾（みぞおち）あたりがつかえたような感じがし、食欲がなく頭痛や関節痛があるときの風邪・胃潰瘍・胆石症・腹痛などに用いる。
小柴胡湯	脇腹から鳩尾にかけて不快感や痛みがあり、胃がつかえて食欲なく口が苦くなったり、舌に白い苔ができ、熱が出たり悪寒を繰り返すような時の風邪・肝炎・中耳炎・扁桃腺炎などに用いる。
柴胡桂枝乾姜湯	喉が渇いたり唇が乾き小便の出が悪くなり、頭から汗が出たり寝汗をかくときの風邪・胃潰瘍・蕁麻疹・腎炎などに用いる。

●抵抗力をつける

補中益気湯	虚弱体質で疲れやすく手足の倦怠感があり、食味もわからなく汗をかきやすくなっているときに用いる。
参蘇飲	胃腸の弱い人で、胃がつかえて張り、発熱・頭痛がする風邪に用いる。

風邪に用いる漢方処方と構成生薬

漢方	構成生薬
麻黄湯	麻黄　杏仁　桂枝　甘草
桂枝湯	桂枝　芍薬　大棗　生姜　甘草
葛根湯	桂枝　芍薬　生姜　大棗　甘草　葛根　麻黄
小青竜湯	麻黄　芍薬　乾姜　甘草　桂枝　細辛　五味子　半夏
柴胡桂枝湯	柴胡　半夏　桂枝　芍薬　黄芩　人参　大棗　甘草　生姜
小柴胡湯	柴胡　半夏　生姜　黄芩　大棗　人参　甘草
柴胡桂枝乾姜湯	柴胡　桂皮　乾姜　牡蛎　栝楼根　黄芩　甘草
参蘇飲	紫蘇葉　桔梗　枳殻　陳皮　半夏　茯苓　葛根　前胡
麦門冬湯	麦門冬　半夏　人参　粳米　大棗　甘草
補中益気湯	人参　白朮　黄耆　当帰　陳皮　大棗　柴胡　甘草　生姜　升麻

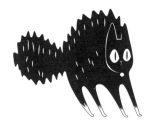

補中益気湯の原料となる植物

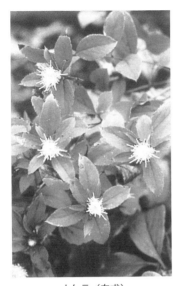

オケラ(白朮)

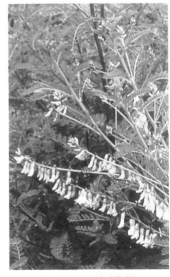

キバナオウギ(黄耆)

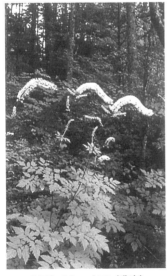

サラシナショウマ(升麻)

現代医学で見直される漢方薬の効能・効果

婦人病を重視してきた漢方

　1980年代に医療機関で漢方薬が最も多く使用されていたのは産婦人科で、次いで多いのが内科での肝機能改善のための投与でした。その頃から漢方薬の売上げは1990年代の初頭まで増加しました。しかし、内科で使用していた小柴胡湯による間質性肺炎による死亡事故が起こり、漢方薬の使用が控えられたこともありました。そのような中でも、婦人科領域では継続的に利用されています。

　女性の体は、虚弱体質だったり内臓に支障があったりすると、月経・妊娠・出産など内部環境が激変するときに病気にかかりやすくなります。産婦人科では、更年期障害・月経困難症・冷え症・不妊症・妊娠中の感冒や花粉症、抗がん剤の副作用対策など、漢方薬を処方する機会は意外に多くあります。産婦人科は、通常の現代医学的な診断や治療に加えて、その足りない部分を漢方医学で補うという考えの医師が比較的多いと思われます。

　「備急千金要方」の各論は、すべての病気の中で、不妊症から始まって妊娠諸病に続いています。このように漢方の歴史は、女性の機能性疾患をいかに治療し予防できるかに重点を置いて現在に至ったことがわかります。

　月経異常・更年期障害などの婦人科特有の症状を訴える患者に対してよく処方される漢方薬の代表格（三大婦人薬）は、「当帰芍薬散」、「桂枝茯苓丸」、「加味逍遥散」です。「当帰芍薬散」は、体力が比較的低下し冷え症がみられる患者に用いられます。「桂枝茯苓丸」は、体力が中等度で下腹部の抵抗・圧痛を認め、いわゆる瘀血（女性の血の流れが悪くなったとき）の腹証がみられる（急激にお腹が痛くなった）患者に用いられます。「加味逍遥散」は、精神症状、発汗・ホットフラッシュなどの症状がみられる患者に多く用いられます。

月経周期異常に対する処方

　若年者の月経周期異常、体重減少を伴う重症タイプの排卵障害の治療などは漢方療法の最も良い対象です。

　「温経湯」は、下垂体ゴナドトロピン分泌パターン調整作用、卵胞発育促進作用、

婦人科の治療に有効な漢方処方と構成生薬

漢方	構成生薬
当帰芍薬散	当帰　川芎　芍薬　蒼朮または白朮　沢瀉　茯苓
桂枝茯苓丸	桂枝　茯苓　牡丹皮　桃仁　芍薬　蜂蜜
加味逍遥散	当帰　芍薬　柴胡　白朮　茯苓各　甘草　牡丹皮　山梔子　薄荷　生姜
温経湯	麦門冬　半夏　当帰　甘草　桂皮　芍薬　川芎　人参　牡丹皮　呉茱萸　生姜　阿膠
四物湯	当帰　芍薬　川芎　熟地黄
六君子湯	人参　白朮（蒼朮も可）　茯苓　半夏　陳皮　大棗　甘草　生姜
桃核承気湯	桃仁　桂皮　大黄　芒硝　甘草
苓桂朮甘湯	茯苓　蒼朮または白朮　桂皮　甘草
八味地黄丸	地黄　山茱萸　山薬（薯蕷）　沢瀉　茯苓　牡丹皮　桂枝　附子
補中益気湯	人参　白朮　黄耆　当帰　柴胡　陳皮　大棗　生姜　甘草　升麻

婦人科の治療薬原料として最も代表的なボタン

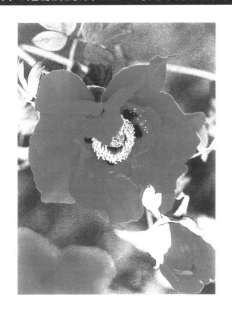

黄体機能刺激作用などがあり、あらゆるタイプの月経周期異常の治療効果が報告されています。「温経湯」のほか、「当帰芍薬散」、「四物湯」、「六君子湯」などが高い頻度で処方されますが、これらには副作用がほとんどないことがよく知られています。

月経周辺疾患に対する処方

月経困難症には、月経時期の「芍薬甘草湯」の随時服用や「当帰芍薬散」の連日服用が推奨されます。月経前症候群には、「桃核承気湯」や「苓桂朮甘湯」の予定月経10日前からの服用や駆瘀血剤の連日服用が有効です。

不妊症に対する処方

女性機能性不妊症の中でも、科学的に納得できる要因が見つからない、いわゆる原因不明不妊症や男性不妊症（特発性乏精子症、精子無力症）が漢方療法の対象となります。すなわち、「排卵はするが長期間妊娠に至らない」症例、特発性乏精子症、精子無力症で西洋薬治療に反応が乏しい症例などです。

乏精子症の漢方治療としては、滋潤剤である「八味地黄丸」や補気剤の「補中益気湯」の服用がなされてきました。

更年期障害に対する処方

漢方医学的には、女性更年期障害は、主に気の異常として、のぼせ・動悸・不安・うつ状態などが、血の異常としては、冷え・頭痛・耳鳴り・月経異常・下腹部痛・膨満感などの更年期障害の代表症状を形成します。これらの症状には、全人的な意味での個々の病態を診ることが大切です。

「金匱要略」の条文には、女性の不定愁訴とみられる記載が多く、「瘀血」が基礎となります。あるいは合併する状況が非常に多いことが読み取れます。

メタボ対策のための処方

19

1998年より特定健康診査（通称「メタボ検診」）が始まりました。これは、国民健康保険を運営する市区町村、会社の健康保険組合などで義務づけされており、40〜74歳の健康保険加入者は必ず受けなければなりません。検診の内容は、腹囲、血圧、血糖値、血清脂質値（コレステロール・中性脂肪）の4項目です。

肥満と高脂血症は体質によって、体力のある（漢方でいう「実証」）脂肪太りの人と、体力のない（漢方でいう「虚証」）ぶくぶく太った人がいます。前者で、腹部で全体が膨満している人には「防風通聖散」が適用されます。この他、「大柴胡湯」、「通導散」や「桃核承気湯」が用いられます。後者には「防已黄耆湯」が用いられます。

「防風通聖散」は、金の時代の「宣明論」という古典書で紹介されている処方です。その名前は、主薬の"防風"と、聖人を意味する"通聖"にちなんでいます。構成生薬は、防風、黄芩、大黄、芒硝、麻黄、石膏、白朮、荊芥、連翹、桔梗、山梔子、芍薬、当帰、川芎、薄荷、滑石、生姜、甘草の18種類です。

「防風通聖散」には、体の熱をさまし、病因を発散させるような働きがあります。また、体の水分循環を改善し、便通をつける作用もあります。体力のある太鼓腹の肥満タイプで便秘がちの人に向く処方です。これらのことから、便秘・むくみ・高血圧に伴う肩こりやのぼせを改善するので、肥満症に用いる漢方薬として知られています。また、そのような症状を伴う高血圧症や腎臓病、糖尿病などにも使用します。

脂肪細胞には、白色脂肪細胞と褐色脂肪細胞があり、白色脂肪細胞は中性脂肪としてエネルギーを貯蓄しますが、褐色脂肪細胞は過食による余剰エネルギーを熱として対外に放散させる役割を担っており、この働きが低下すると体内にエネルギーが蓄積しやすくなり、肥満になると考えられています。「防風通聖散」は、白色脂肪細胞での脂肪分解作用があり、さらに褐色脂肪細胞を活性化させて脂肪燃焼効果を発揮させる作用が証明されています。

また、これらの作用により、肥満患者に対し食事・運動療法に替えた「防風通聖散」の投与は内臓脂肪量を減量させることが報告されており、メタボ対策に有効であると考えられています。

肥満と高脂血症に向く漢方処方と構成生薬

漢方	構成生薬
防風通聖散	防風　黄芩　大黄　芒硝　麻黄　石膏　白朮　荊芥　連翹　桔梗　山梔子 芍薬　当帰　川芎　薄荷　滑石　生姜　甘草
大柴胡湯	柴胡　黄芩　芍薬　大棗　半夏　生薑　枳實　大黄
通導散	芒硝　大黄　厚朴　枳実　当帰　紅花　陳皮　木通　蘇木　甘草
桃核承気湯	桃仁　桂皮　大黄　芒硝　甘草
防已黄耆湯	防已　黄耆　白朮　生姜　大棗　甘草

「防風通聖散」の原料となるクチナシ（山梔子）

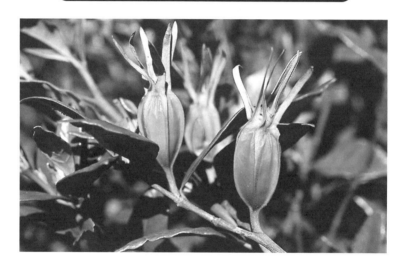

　「防風通聖散」は、エキス製剤として医療用や薬局で売られている医薬品として流通されていますが、オリジナルの処方は粉末を製剤して服用するものであるので、エキス製剤が文献記載の効能を有しているかは不明です。一部の漢方専門の病院や薬局では、煎じ薬を自分で作るような生薬を処方しています。

20 認知症を予防・治療する

　認知症が脚光を浴びるようになったのはここ40～50年ですが、古代中国ではすでに、現代社会で高齢化に伴い注目を浴びている数々の疾病に、生薬を調合した予防・治療の処方が存在し、日本にも伝来しました。

　従来の認知症に有効とされる漢方薬は「釣藤散」や「加味温胆湯」などが知られていますが、「抑肝散」にもその作用が確認されました。「抑肝散」は明の時代に小児の精神症状（夜泣き、精神不安定など）に対する処方として作られたものです。幻覚・妄想・昼夜逆転・俳徊・暴言・易怒・介護への抵抗など、いわゆる問題行動に対して明らかに改善効果が認められます。また、排便・排尿・着衣・入浴・摂食など、すなわち日常生活動作能力を有意に改善することが明らかとなりました。

　認知症は、進行を遅らせる薬はありますが記憶を回復させる薬はないといわれています。そのため、認知症で失われた記憶を漢方薬で回復させる研究も進められています。

　富山大学の東田千尋教授は、不眠症などに使われる「加味帰脾湯」が健忘症への効果を期待できると、古い文献に書かれていることに注目しました。培養した脳の神経細胞に「加味帰脾湯」を投与すると、数日後に神経回路が再構築される様子が確認できました。認知症マウスを使った実験でも、投与から2週間で健康なマウスと同程度にまで記憶力が回復しました。

　脳は他の臓器とは比べものにならないくらい複雑であるため、多くの有効成分をもつ漢方薬が多面的に作用することで症状の改善に結びついているのではないかと考えられます。

認知症に処方される漢方薬と構成生薬

漢方	構成生薬
抵当湯	水蛭、大黄、虻虫、桃仁
復脈湯（炙甘草湯）	炙甘草、人参、桂皮、阿膠、麦門冬、麻子仁、地黄、大棗、生姜
開心散	菖蒲、遠志、人参、茯苓
帰脾湯	黄耆、白朮、茯苓、遠志、甘草、木香、当帰、酸棗仁、竜眼肉、人参、大棗、生姜
天王補心丹	地黄、当帰、麦門冬、遠志、桔梗、茯苓、酸棗仁、天門冬、柏子仁、丹参、党参
黄蓮阿膠湯	黄連、阿膠、黄芩、芍薬、卵黄
加味帰脾湯	帰脾湯、柴胡、梔子
抑肝散	柴胡、釣藤鈎、蒼朮、茯苓、当帰、川芎、甘草
釣藤散	釣藤鈎、橘皮（陳皮も可）、半夏、麦門冬、茯苓、人参、防風、菊花、甘草、生姜、石膏

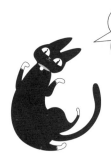

遠志は江戸時代から
もの忘れにいいと
いわれていたんだね

認知症に処方される漢方薬原料のイトヒメハギ(遠志)

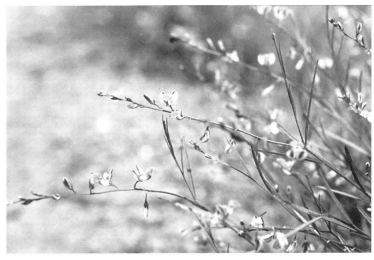

イトヒメハギ

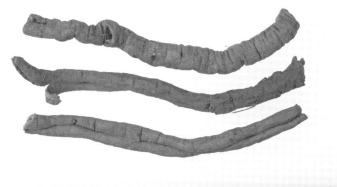

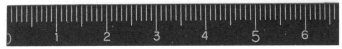

遠志(イトヒメハギの根を乾燥させて芯を抜いたもの)

高血圧のままでも健康を維持する

　循環器疾患の治療は、漢方よりも西洋医学の対象となることが多く、特に急性期の状態ではほとんどの疾患は西洋医学による治療となります。そのため漢方治療の対象となる循環器疾患は、慢性期状態の一部に限られています。

　高血圧治療はいくつかの降圧剤を順番に使用する方法が取られますが、その際に高血圧の状態をみて薬を使い分けます。高血圧の人が血圧降下剤を使うと血圧が下がりますが、体調を崩すことがあります。このような患者には「真武湯」を使うことがあります。狭心症の患者に狭心症の薬を投与しても回復しないときに「良枳湯」を使用したところ症状が消失したという報告（若林研司「循環器疾患と漢方」）もあります。

　著者は、「七物降下湯」による血圧降下作用を証明するために、高血圧のラットを用いて実験を行いました。「七物降下湯」の処方の構成生薬は、当帰、芍薬、川芎、地黄、釣藤鈎、黄耆、黄柏です。期待される作用は、瘀血とされる循環不全状態の改善でした。

　実験に用いたラットは15週後から死亡し、41週後では半数が死亡してしまうのに、七物降下湯を1日2g/kg（体重1kgあたり2g）を投与したグループでは、10頭中9頭以上が生存し続けました。

　この結果は、血圧が高いままで生存率が上がったことになります。その理由は、大脳皮質の坑酸化作用が低下したことと、解剖所見で脳と腎臓糸球体の血管が正常であったためです。

　生存率が高いことは、「七物降下湯」は7種類の生薬の配合薬であるので抗酸化作用のある成分が多く、血管系を保護したためと考えられます。これは、血圧が高くても健康を維持することが可能であることを意味します。

乾地黄

熟地黄

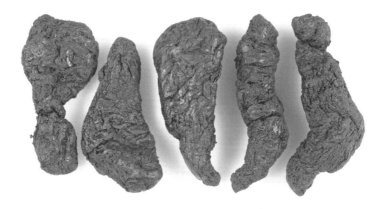

七物降下湯を投与した高血圧ラットの死亡率

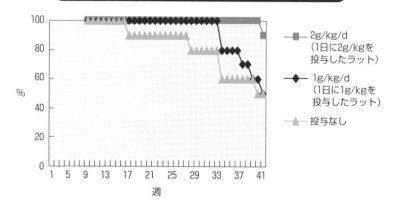

七物降下湯の原料の1つとなるジオウ(地黄)

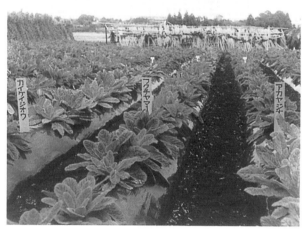

中央のフクチヤマジオウは、カイケイジオウとアカヤジオウの交配種

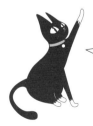

七物降下湯ができたのは昭和だよ
漢方の大家である大塚敬節先生が
作ったんだって

22 胃がん手術後の体力回復

　消化器外科はこれまで漢方薬と無縁の診療科でした。

　著者は30年ぐらい前、胃がんの摘出のため半年近く消化器外科病棟に入院していたことがありました。摘出手術が成功し退院した患者がイレウス（腹部が痙攣して激しい痛みを起す症状）を起こして担ぎ込まれることが何回かありました。そのとき、処方されたのが「大建中湯」エキスでした。

　「大建中湯」は、冷えが原因である腹痛に用いられています。大建中湯の「中」とは体の中心部である胃腸を表しており、胃腸を大きく建立して丈夫にするという意味合いがあります。大建中湯を服用された患者は短時間で痙攣が止まり、安心して退院していきました。

大建中湯の構成生薬

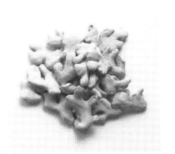

乾姜

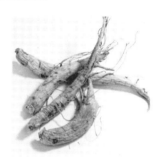

人参

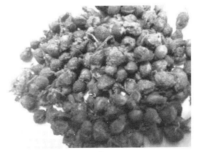

山椒

「大建中湯」は、人参、山椒、乾姜を一定の割合で混合して煎じ、水飴を加える処方です。これらの生薬は食品として食べられているものなので、急性のイレウスを瞬時に直すことは考えられません。著者は退院後、製剤会社の研究者に、漢方薬の有効性の科学的エビデンスを出す臨床治験に、大建中湯は最適であると助言したことがありました。外科の先生が大建中湯の使用報告を出し、いつの間にか漢方薬が外科で広く使用されるようになりました。

大建中湯エキス製剤を販売しているメーカーでは、手術後のイレウスや過敏性腸症候群に伴う腹痛に対し国内臨床試験の実施に加え、基礎研究データが国際学会で発表されるなど、エビデンスの蓄積を進めています。

こうした中で日本のメーカーは、漢方の国際化を掲げ、術後イレウス治療薬として、大建中湯の米国臨床試験をスタートさせました。2010年から、腸管輸送能が低い患者対象の臨床薬理試験、術後イレウス患者対象の試験を実施しています。2016年度には米国で承認申請を行いました。

東京慈恵会医科大学の古川良幸講師が、腸閉塞患者109例を対象に大建中湯の投与群47例と非投与群62例に分けて効果を検討した結果、投与群では非投与群に比べて、入院期間、腹部X線所見改善までの期間、最初の排便までの期間、イレウスチューブの挿入期間のすべてが短縮しました。これによって古川講師は、大建中湯の消化管運動亢進作用は術後癒着による腸閉塞に効果的であると結論を出しました。

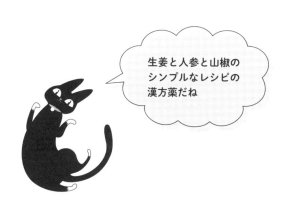

23 熱帯に蔓延する難病の治療薬開発

　リーシュマニア症は、サシチョウバエという寄生虫により起こる感染症です。熱帯各地で患者数は2,000万人、潜在的感染者は1億人と言われています。

　リーシュマニア症は大きく分けて内臓リーシュマニア症と皮膚リーシュマニア症、粘膜皮膚リーシュマニア症があります。

　内臓リーシュマニア症は、感染後数カ月から数年たってから発熱、肝臓や脾臓の腫大と貧血といった症状が出て、放置すれば死に至ります。脾臓の肥大が極めて特徴的であり、肝臓よりも大きくなる場合があります。

　皮膚リーシュマニア症は皮膚を冒すもので、サシチョウバエに刺された後、数週間から数カ月後に皮膚に潰瘍や結節が生じます。比較的軽症であり、自然に治癒して醜い瘢痕を残すだけの比較的軽症の場合もありますが、粘膜皮膚リーシュマニ

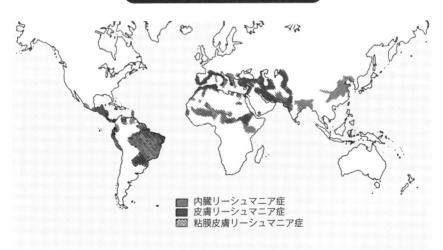

リーシュマニア症の発症地域

内臓リーシュマニア症
皮膚リーシュマニア症
粘膜皮膚リーシュマニア症

参考：WHO資料

ペルー、アンデス地域の皮膚型リーシュマニア症の患者

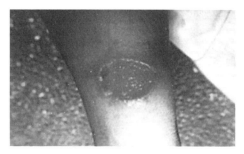 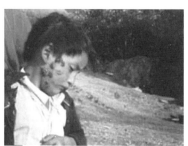

ア症に移行し、鼻や口が侵されると致命症になります。

　紀元前７世紀のアッシリア王国の粘土板から皮膚リーシュマニア症のような傷の記述が見つかっており、なかには紀元前1500年から2500年までの古記録に由来するらしきものもあります。新大陸では、エクアドルやペルーで見つかる先インカ期の陶器に、皮膚リーシュマニア症と思われる顔の傷が描かれています。15～16世紀頃のインカやスペイン人植民者の文書には「アンデス病」、「白いレプラ（ハンセン氏病）」などという記述があります。

　リーシュマニア症の治療のために、植物から抽出された化合物に有用なものが見出されましたが、毒性と活性の差が少ないので治療薬として開発はできませんでした。

　有効で安全な薬の開発をするために、ペルーの伝統薬研究所とサンマルコス大学が共同研究を行った結果、原虫増殖を抑える化合物が植物から見つけ出されました。その中で、ムラサキの根（紫根）の成分に活性が見られました。そこで、ムラサキの入った漢方薬である「紫雲膏」を患者に試験的に使ってもらったところ、炎症が止まり回復しました。

　また、パキスタンの皮膚科医師と徳島文理大学香川薬学部、医薬基盤・健康・栄養研究所 薬用植物資源研究センターとの共同研究で紫雲膏の臨床試験が行われました。

リーシュマニア症患者の様子を表した土器

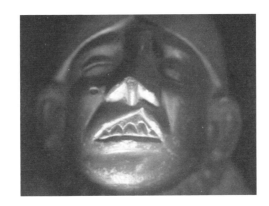

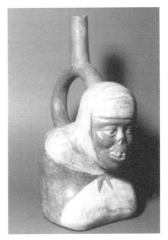

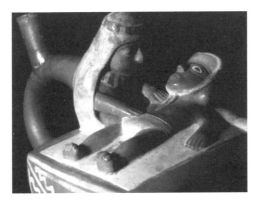

現代医学で見直される漢方薬の効能・効果

リーシュマニア症の治療薬原料となるムラサキ

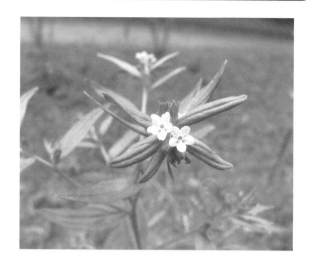

ヤナリ

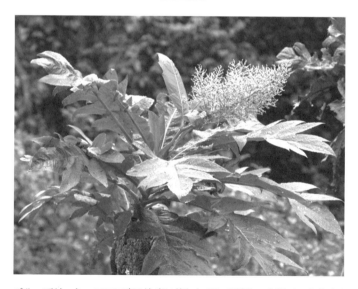

ペルーでリーシュマニア症の治療に使われている植物。実験で、有効成分である活性のあるアルカロイドがみつかった

Chapter 4
サプリメントとしても使われる薬草

サプリメントの起源はギリシャ医学から始まる

　「サプリメント」とは、普段の食生活などにおける栄養を補う食品のことです。錠剤やカプセルタイプ、粉末のサプリメントなど、一見すると医薬品に似ているものもありますが「食品」とされています。サプリメントを薬草の分野から見てみます。

　西暦70年頃、古代ギリシャのディオスコリデスは「薬物誌」5巻に600種の植物について記述しています。主な植物は、カンゾウ、アニス、レモン、麦角、トラガント、没食子などです。これらの記載が「ハーブ」と呼ばれる植物の始まりです。この本はアラビア語に訳され、エジプト文明やイスラム文化圏にも影響を与えました。

　ヨーロッパでは、15世紀に薬草の本が出版され、さらに大航海時代にアジア、アフリカや南米の薬草が持ち込まれ、定着しました。一方、ヨーロッパの薬草もアジアや新大陸に持ち出されました。現在、ヨーロッパで使われている薬草は、カモミール、マジョラム、ミント、スペアミント、オレガノ、セージ、カンゾウ、タイムなどです。

　アメリカは1994年に、薬でも食品でもない新しい定義を立法しました。これがサプリメント市場となって世界を走り回っています。

　日本では、健康食品がこの市場に合致しました。

　ヨーロッパではアメリカの考えは受け入れられず、薬効のあるものはあくまでも医薬品であり、ハーブの効能のあるものは食品とは認めない行政が行われていました。

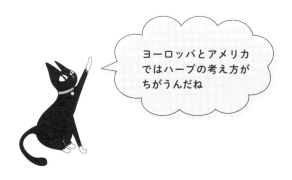

84

ヨーロッパで使われているハーブ

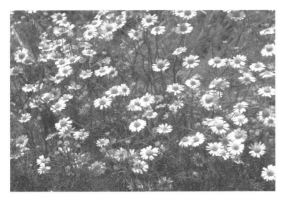

ジャーマンカモミール

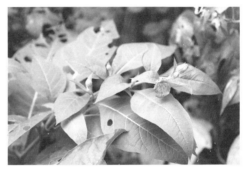

ベラドンナ

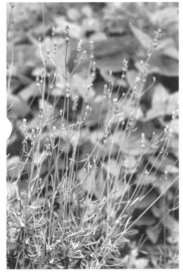

ラベンダー

サプリメントとしても使われる薬草

アメリカで需要高まる ダイエッタリーサプリメント

　アメリカでは医療保険制度が日本とは異なり、病気になると日本と比べて高額な医療費が必要となるため、日頃からの健康の維持に大きく関心が割かれ、薬よりも安いものも多いサプリメントが幅広く普及しています。また、「健康の自由運動」という食品の効能の表示の自由や、サプリメントの使用の自由を健康のために求める運動が活発です。

　1910年代にビタミンが発見され、その後、サプリメントとして消費されるようになりました。1920年代から1940年代にかけて売上げが急増し、1925年には薬品全体の売上の0.1％にすぎなかったものが、1939年には11.7％まで上昇しました。

　1938年、アメリカは法律を作って、ラベル表示の誇大表現を取り締まりました。1976年には、サプリメントを医薬品に分類することが禁止されました。

　1980年代には、頭がよくなるとされるビタミンやアミノ酸などが配合されたドリンクがFDA（連邦食品医薬品局）から警告されました。

アメリカで利用されている主なハーブ

ニンジン
アロエ
セイヨウオトギリソウ
ニンニク
月見草
イチョウ
カギカズラ類
エキナケア
ブドウ
種子エキス
ノコギリヤシ
オウギ
カワカワ
カラトウキ

アメリカのサプリメントに関する主な動き

1977年　ビタミン・ミネラルが医薬品であるというFDAの主張が敗訴

1990年　栄養表示教育法（NLEA）の成立

1994年　栄養補助食品健康教育法（DSHEA）の成立
　　　　　※ハーブがサプリメントとして使用されるようになった

1997年　FDA近代化法（FDAMA）成立

2004年　QHC（Qualified Health Claims）実施のための暫定期間終了

2007年　重篤な有害事象報告制度

2009年　FDAのサプリメント規制に対するGAO（米国議会説明責任局）勧告

2009年　科学的エビデンスに基づく表示のための業界向けガイドライン公表

2010年　サプリメントのGMP全面実施と査察強化

2010〜2015年　米国内で販売されるサプリメントの成分・ラベルのデータベース化

　1990年、国民の要望で、食品やサプリメントと病気予防の関連について申請し科学的根拠があるものには効能を表示できるようになりました。

　議員がビタミンの大量用法でガンが治癒したことから、1994年に効能を表示する食品を許可する法律「栄養補助食品健康教育法」（ダイエッタリーサプリメントに関する法）が議会で可決されました。ダイエッタリーサプリメントは「ビタミン、ミネラル、ハーブ、アミノ酸のいずれかを含み、通常の食事を補うことを目的とするあらゆる製品（タバコを除く）」と定義され、サプリメントにわかりやすいラベル表示が義務づけられました。

　FDAの定義では、サプリメントは医薬品など治験により効果を実証されたものとは異なっているため、病気を治療するという主張はできません。しかし、「栄養補助食品健康教育法」では、科学的根拠がなくてもなんらかの証拠があれば効能を表示できることになっており、医薬品ほどに厳しい品質基準を維持する義務もないため、製品の品質のばらつきも許容されています。このため効果を連想できるような表現が用いられます。

医薬品と近いヨーロッパのフードサプリメント

　EU（欧州連合）では「フードサプリメント」の制度があり、製品の品質に基準があります。このため、区分としては日本での医薬部外品に近いものです。フードサプリメントでは、錠剤やカプセルなど医薬品に近い形態のビタミン、ミネラル、アミノ酸、ハーブなどが対象になっています。国によって異なりますが、在来の伝統薬である西洋ハーブはハーバルメディスンとして医薬品の区分が用意されている国も多くあります。

　ヨーロッパのハーブ医薬品が2012年に公表されました。この中には、古くから知られているウイキョウ、アロエ、ゲンチアナ、ペパーミント、ローズマリー、センナ、セイヨウオトギリソウやニガヨモギなどがありますが、あまり知られていない植物もこのリストに記載されています。

　EUでは現在、ハーブを素材にしたサプリメントが市場に広く流通しています。ハーブに対しても、成分としてのヘルスクレームに対する科学評価は、他の成分と同様に欧州食品安全機関（EFSA）が実施しています。ハーブ素材に対する安全性評価についても、EFSAがヘルスクレームとは別個に実施し、安全性評価に対するガイダンスとして示しています。これは、EFSAが2009年に独自に植物由来素材およびハーブ配合製剤の安全性評価の勧告として公表したものです。

使用例の珍しいハーブ医薬品

オウシュウシラカバ	樹皮と材から採れる精油を薬用にする。
ナギイカダ	血行促進作用が認められている。
セイヨウタンポポ	根は健胃、利胆、解熱、強壮などで用いられてる。
スギナ	肝臓を強化し体内の毒素を排出しやすくする。
マテノキ	精神および肉体の疲労回復に対して使用する。
セイヨウカノコソウ	根茎が不眠症や精神高揚等に効果がある。

ヨーロッパで用いられる主なハーブ医薬品

チェストツリー	ドイツで婦人病薬に用いられる。
ブラックコホッシュ	ドイツで婦人病薬であるが副作用も報告されている。
ノコギリヤシ	ドイツ、イギリス、イタリア、フランスで排尿障害治療薬として用いられる。
イチョウ葉	ドイツで痴呆性症候群の治療、フランスで高齢者の慢性病的認知不全および感覚神経不全の対症療法に用いられる。
エキナセア・プルプレア	ドイツでは内服して風邪および気道・下部慢性感染症に対する補助的療法に用いられ、イギリスでも風邪による喉の痛みの治療に用いられる。

EUにおけるリスクマネージメント管理機構

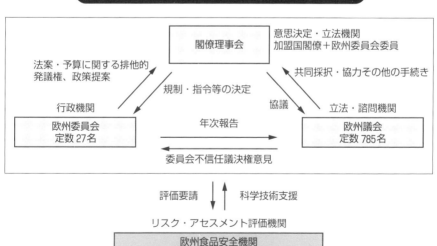

サプリメントとしても使われる薬草

サプリメントとして使われる代表的な薬草

ウイキョウ

　日本薬局方に収載されているウイキョウはセリ科のウイキョウで、芳香性健胃剤とされています。しかし、同じ局方に収載されているウイキョウ油はウイキョウとシキミ科のダイウイキョウの油です。ダイウイキョウは果実の形からスターアニスやハッカクウイキョウと呼ばれています。最近では、インフルエンザの治療薬で知られているタミフルの原料としても注目されています。

　原産地は地中海沿岸地方で、エジプトやギリシャ・ローマでも薬用と食用の両面から使われていました。シルクロード経由で中国に渡り、日本には平安時代に中国から伝来しました。

ウイキョウ

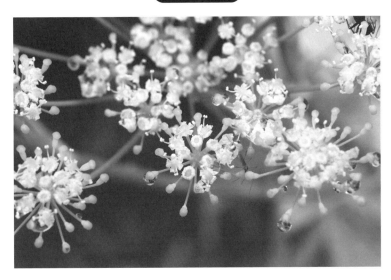

ウコン

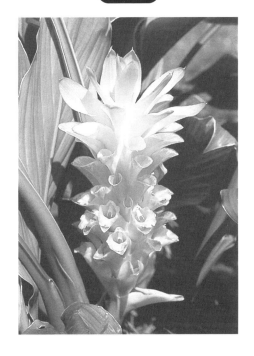

　中国では、果実は茴香（「図経本草」）、茎葉は茴香菜（「千金」）、根は茴香根（「図経本草」）と呼ばれています。漢方処方では胃腸薬の「安中散」や「枳縮二陳湯」などがあります。茴香独特の香りは精油のアネトールによるものです。
　近年では、茴香の水エキスによる血圧低下作用は利尿と自然排尿の作用促進による、茴香から採れたウイキョウ油は強い抗酸化作用と25種類の病原バクテリアの発育を強力に阻止する、茴香精油を頻繁に用いると強直性の痙攣を起こす場合がある、などの新たな薬理作用の報告があります。

ウコン

　ウコンはショウガ科の植物で、根茎は鬱金またはターメリックと呼ばれ、香辛料、着色料および薬として使われています。古来から沖縄ではウコンは体に良いとされ盛んに栽培されていたのですが、最近になってクルクミンなどの薬効成分が解き明

かされました。クルクミンは黄色の結晶ですが、簡単に異性化する（構造式が変化する）ので標準品作りが困難な成分でした。

マレーシアやインドネシアでは、その抗炎症性と若さを蘇らせる性質から、女性の健康と美容に向けた処方の主成分とされています。ホルモンを分解する肝機能を強化することにより、エストロゲンとプロゲステロンの均衡維持が促進されます。

ウコンの成分クルクミンは、胆汁の分泌を増加することが示されています。ターメリックのエキスは胃壁の粘液産生を促し、胃壁の潰瘍化を防ぐことが判明しました。

クルクミンの抗炎症作用と抗酸化作用にも関連して、マウスの胃、肝臓、食道内で発がん物質の解毒酵素グルタチオン－S－トランスフェラーゼの活性化を高めることが証明されました。動物試験では、ターメリックのエキスを投与後に、腫瘍の増殖および抑制とがん細胞の強力な減少が認められています。

アロエ

アロエ類で医薬にされているのは、南アフリカで生産されるアロエフェロックスおよび、これとアロエアフリカーナまたはアロエスピカータとの交配種です。日本で栽培されているキダチアロエは「医者要らず」と呼ばれ、火傷や切り傷に使われています。

アロエベラはアフリカのナイル川上流が原産で、エジプトでは古くから皮膚の治療に用いられていました。この植物が有用であることから、地中海地域、熱帯アジア、アメリカ南部、西インド諸島などで野生化しています。

アロエベラが医薬品以外で話題になったのは、1952年のビキニ環礁での水爆実験のときでした。環礁から離れた島々で被爆した人たちの治療に身の回りにあったアロエベラの葉が用いられました。この水爆実験で放射能に侵された第五福竜丸の船員たちの治療のために、アメリカ軍がアロエベラを日本に持ち込んだことから日本でも注目を浴びるようになりました。

1980年代に国内の化粧品メーカーは、アロエベラが皮膚によいとのことから美顔クリームやシャンプーに利用するようになりました。その後、アロエ入りの飲料も市場に見られるようになりました。

アロエベラの葉のゲルの成分は主に水分と多糖類（ペクチン、ヘミセルロース、グルコマンナンおよびマンノース－6－リン酸）で、アミノ酸、脂質、ステロール、タ

アロエベラ

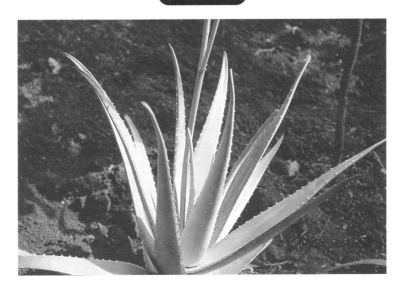

ンニンが含まれています。

　アロエベラの薬効については多くの研究があります。アロエベラの抽出物は、怪我や火傷、皮膚感染、皮脂嚢胞、糖尿病、高脂血症などに効くという証拠も多くあります。これらの薬効は、多糖、マンナン、アントラキノン、レクチンなどの存在によると考えられています。

オタネニンジン

　オタネニンジン（御種人参）は、根をそのまま乾燥したものを「白参」、根を蒸したものを「紅参」として使われています。
　朝鮮から導入されたので朝鮮人参と呼ばれました。江戸時代に8代将軍・吉宗は人参栽培を試みるため、対馬藩に朝鮮の人参の種苗の入手を要請し、入手した種を日光の今市で栽培させ種子を得ました。1821年に田村藍水が出雲で人参の栽培に成功したことで、現在でも継続的に生産されています。このほか日本では、福島県会津地方と長野県東信地方などが産地として知られています。
　成分にはジンセノサイドと呼ばれるサポニン類が含まれています。糖尿病、

中国雲南省で栽培されるサンシチニンジン

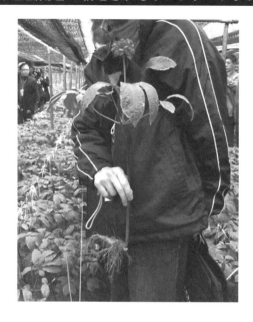

動脈硬化などの治療のため漢方薬に処方されます。サプリメントとしても日本だけでなくアメリカでも広く使用されており、滋養強壮、虚弱体質の改善、生活習慣病の予防・改善など多くの健康効果を期待されています。

　ウコギ科の薬草にはオタネニンジンの他に、アメリカニンジン（花旗参）、トチバニンジン（竹節人参）、サンシチニンジン（田七人参）、エゾウコギなどがあります。サンシチニンジンは中国雲南省文山で広く栽培され、血流改善作用・血圧安定作用・滋養強壮・疲労回復のためのサプリメントとして利用されています。

エゾウコギ（シベリアニンジン）

　北海道、朝鮮半島、中国北部、ロシア極東に分布するエゾウコギは、新しいようで古い生薬です。「神農本草経」の上薬に刺五加として収載されており、アイヌ民族は悪疫流行の際にこれを杖にして持ち歩いたとされ、薬用や若葉を食用とした記録もあります。

　エゾウコギの活性成分は、リグナン類のエテウテロシドEやセサミン、クマリン類

エゾウコギ

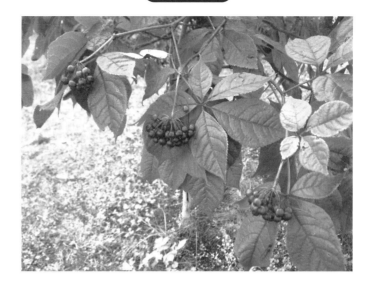

のイソフラキシジンやエテウテロシドBI、フェノール類のエテウテロシドBおよびタンニン類のクロロゲン酸です。エテウテロシドBには抗ストレス・性行動減退防止・疲労回復、エテウテロシドEには抗腫瘍・抗アレルギー・抗菌・学習向上（集中力向上、記憶力回復）・性機能改善・降圧・β-エンドルフィン分泌促進などの薬効作用があります。

　エゾウコギに含まれるイソフラキシジンの含有量は、日本健康・栄養食品協会の「健康補助食品規格基準」を満たしています。近年、日本や欧米各国の研究などにより、β-エンドルフィンには免疫機能を高める働きがあることも明らかになってきました。

　1958年にソ連の薬理学者ブレクマンは、「アダプトゲン」という言葉でオタネニンジンとエゾウコギの薬理作用を定義しました。アダプトゲンとは、①生体にとって無害である、②各種の要因（物理的、化学的、生物学的な要因など）による生体ストレスに対する適応能力や抵抗力を高める、③異常を起こした体を正常化させる、という作用です。オタネニンジンの薬効が広く知られているので、エゾウコギが「シベリアニンジン」という名で広く流通するようになり、1994年にアメリカがダイエッタリーサプリメントを法規制してからアメリカ市場でも流通し始めました。

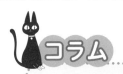

保護すべき植物　―プヤライモンディ

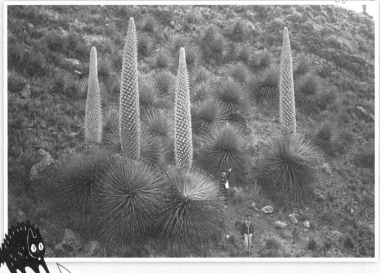

世界で一番大きなパイナップルの仲間
人間の何倍もの大きさに成長する
※薬草ではない

よーく見ると
人が2人
写っているよ

Chapter 5

毒にも薬にもなる植物

薬の原料となる有毒植物

　私たちが日常生活で食べている植物に有毒なものはありませんが、食べると中毒を起こす植物も数多くあります。中毒には、急性的に消化器系、肝臓、腎臓、心臓、神経系などに障害を起こすものと、慢性的に発がんを起こすものがあります。また、皮膚に炎症を起こすものもあります。このような有毒植物は薬の原料としても使われています。

消化器系、肝臓、腎臓の中毒を起こす植物

　イタドリには、シュウ酸やシュウ酸カルシウムが含まれているので、大量に食べると胃腸粘膜をただれさせる作用があります。マメ科のセンナに含まれる活性成分のセンノシドや、ユリ科のアロエに含まれるアントラキノン類は腹痛や下痢を起こします。ヨウシュヤマゴボウは根を食べると嘔吐、下痢、胃痙攣を起こしますが、これはフィトラッカトキシンというタンパク質が原因です。アフリカで肝臓障害を起こすものにセネシオ属の植物がありますが、これはセネシオアルカロイドが原因です。

心臓の中毒を起こす植物

　ヨーロッパで心臓薬として使われるジギタリスは、心臓の収縮を強めるので誤食すると中毒を起こします。この化合物は強心配糖体で、このような化合物を含む植物にはキョウチクトウ、スズラン、オモト、フクジュソウ、イケマなどがあります。

呼吸困難を起こす植物

　トリカブトに含まれるアルカロイドが代表的で、最も毒性が強いのがアコニチンです。ソクラテスが飲まされたドクニンジンは中枢神経麻痺作用のあるコニインが含まれています。この他、ドクウツギはコリアミルチン、シキミのアニサチン、ツツジ科植物のアセビ、レンゲツツジ、シャクナゲはアンドロメダトキシンなどの成分が含まれて

センナの成分「センノシド」

平成元年〜22年のわが国の高等植物による食中毒事例の原因植物

原因植物	発生件数
バイケイソウ・コバイケイソウ・オオバイケイソウ	65
チョウセンアサガオ・キダチチョウセンアサガオ	51
トリカブト	46
スイセン	29
ジャガイモ	17
クワズイモ、ハシリドコロ	14
ヨウシュヤマゴボウ	7
イヌサフラン	6
ドクゼリ、ユウガオ、テンナンショウ類	3
グロリオサ、ジギタリス、シキミの実、ドクニンジン、ヤマゴボウ、アジサイ、アブラギリ	2
カラー、カロライナジャスミン、キダチタバコ、キルタンサス、ザゼンソウ、シャクナゲ、シュロソウ、タバコ、タマスダレ、ドクウツギ、ヒョウタン、マレイン（ビロードモウズイカ）、ヤハズエンドウ	1

出典：佐竹元吉監修「日本の有毒植物」、学研教育出版（2012）

平成元年〜22年の高等植物による食中毒事例において採取しようとした植物と食中毒の原因植物

中毒原因植物 （誤って採取してしまった植物）	採取しようとした植物
アブラギリ	クルミ
イヌサフラン	オオアマドコロ、イモ、ギョウジャニンニク、タマネギ、ミョウガ
カロライナジャスミン	ジャスミン
キダチタバコ	カラシ（カラシダネ）
グロリオサ	ヤマイモ
クワズイモ	サトイモ茎、ハスイモ
コバイケイソウ	ギボウシ属（オオバギボウシ、ウルイ）、ギョウジャニンニク
ザゼンソウ	ウバユリ
シキミの実	シイの実、松の実
スイセン	ニラ、タマネギ、ノビル、べんり菜
チョウセンアサガオ	ゴボウ、オクラ、モロヘイヤ、アシタバ、アマランサス、ゴマ、バジル
テンナンショウ類	タラの芽
ドクウツギ	ヤマモモ
ドクゼリ	ワサビ
ドクニンジン	シャク
トリカブト	ニリンソウ（フクベラ、コモチグサ）、モミジガサ（シドケ）、アズキナ、ウワバミソウ、ショウガ、フキノトウ、フクベラ、ミツバ、ヨモギ
バイケイソウ	ギボウシ属（オオバギボウシ、ウルイ）、ギョウジャニンニク
ハシリドコロ	タラの芽、サワアザミ、ツリガネニンジン、フキノトウ、シオデ、イタドリ、ウド
ヒレハリソウ	コンフリー
ヨウシュヤマゴボウ	ヤマゴボウ、ヤマイモ、西洋ワサビ、ヤマゴボウ

出典：佐竹元吉監修「日本の有毒植物」、学研教育出版（2012）

ジギタリス

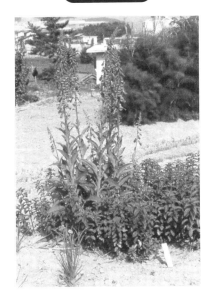

います。ヒガンバナ、チョウセンアサガオ、ハシリドコロなども呼吸困難を起こします。チョウセンアサガオやハシリドコロにはトロパンアルカロイド（ヒヨスチアミンやスコポラミン）が含まれています。

青酸配糖体を含む植物

バラ科のウメ、モモやアンズの種の中の仁にはアミグダリンが含まれ、食べると分解して青酸を作るので中毒を起こします。キャッサバやアオイ豆に含まれるリナマインも青酸配糖体です。

発がん性成分を含む植物

ワラビには発がん成分のプタキロサイドが含まれます。ソテツの種子には、発がん性のあるサイカシンが含まれます。フキノトウやコンフリーの成分ピロリジンアルカロイドや、ハズの成分ホルボールエステルも発がん性があります。

ジギタリスの強心配糖体の「ジギトキシン」

トロパンアルカロイドの「ヒヨスチアミン」

青酸配糖体「アミグダリン」

ソテツの成分「サイカシン」

猛毒トリカブトは漢方薬の原料

　2012年に北海道函館でトリカブトの食中毒で2人の方が亡くなりました。原因は、山菜採りに行って採取したトリカブトの新芽をお浸しにして食べたことでした。トリカブトは、アイヌが熊猟に使った毒性の高い植物です。寒さのためかニリンソウの開花が遅れていたので、葉がよく似ているトリカブトを間違えて採取してしまったようです。

　保健所で保管していたトリカブトの葉を分析してみたところ、毒性のあるトリカブトアルカロイド（ジエステルアルカロイド類）は乾燥重量1g当たり1.9mgでした（アコニチンは0.43mg、メサコニチンは0.55mg、ヒパコニチンは0.04mg、ジェサコニチンは0.89mg）。アコニチンの致死量は3〜6mgであり、1人当たりのジエステルアルカロイド摂取量は4.8mgと推算されることから、この事件は致死量を摂取している可能性が高いです。

有毒成分を減らす「修治」

　有毒植物であるトリカブトは、漢方薬の原料の附子、烏頭としても知られています。強い毒性があるので有毒成分の含有量を減らして使っていますが、このような加工を「修治」といいます。

　最初に修治を記載した書物は「黄帝内経」（紀元前221年）で、修治に関してまとめ上げた本が「雷公炮炙論」（400〜500年）です。この本の多様な修治法を図解した補遺本が「雷公炮炙補遺」（1591年）です。

　修治の目的は次のようなことです。
- 毒性を弱める。副作用を軽減する
- 効果を高める
- 効果時間を延ばす
- 薬効を換える

日本産トリカブトのアルカロイド成分

アコニチン	猛毒性
メサコニチン	猛毒性
ヒバコニチン	猛毒性
ジェサコニチン	猛毒性

トリカブトの加工によるアルカロイドの変化

アコニチンを加水分解してベンジールアコニチンに変わる（毒性を弱める）

　2011年には日本薬局方第16改正が刊行され、附子と関連処方エキスが収載されました。日本の薬局方では、以下のような修治法が採られています。
（1）高圧蒸気処理により加工する（105℃、20～30分）
（2）食塩または岩塩の水溶液に浸漬した後、加熱または高圧蒸気処理により加工する
（3）食塩または岩塩の水溶液に浸漬した後、石灰を塗布することにより加工する

トリカブト（附子）

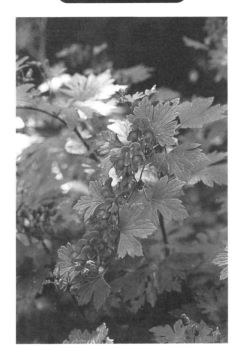

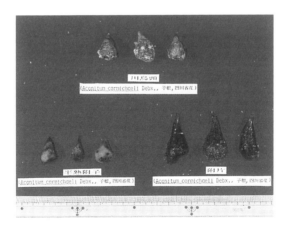

毒にも薬にもなる植物

加工附子を配合した漢方処方

鎮　痛	茵陳四逆湯、解急蜀椒湯、甘草附子湯、桂枝附子湯、桂枝加朮附湯、桂枝加苓朮附湯、桂枝芍薬知母湯、芍甘黄辛附湯、芍薬甘草附子湯、十味坐散料、大黄附子湯、大防風湯、附子粳米湯
鎮痛、抗炎症	黄土湯、葛根加朮附湯
新陳代謝機能の振起復興、鎮痛	越婢加朮附湯、桂枝加附子湯、牛車腎気丸、四逆湯、四逆加人参湯、附子湯
新陳代謝機能の振起復興、抗炎症	小続命湯、通脈四逆湯、麻黄附子甘草湯、麻黄附子細辛湯
新陳代謝機能の振起復興（強心）	真武湯、真武湯合理中湯、八味地黄丸、茯苓四逆湯
鎮静、鎮痛	附子理中湯

※加工附子＝トリカブトの根を低毒にしたもの

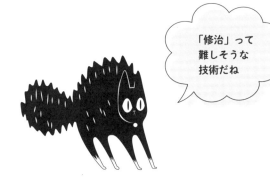

「修治」って難しそうな技術だね

「麻」は繊維、「大麻」は麻薬

　アサは、使われ方で呼び方が異なります。麻薬性成分のTHC（テトラヒドロカンナビノール）を微量しか含まないアサを「麻」、大量に含むアサを「大麻（インド大麻）」、繊維用などに用いドラッグ使用を度外視した一般的なものを「ヘンプ」、乱用薬物に供するために乾燥させたものは「マリファナ（乾燥大麻）」といいます。

　アサは、紀元前数世紀よりアジア、アフリカを中心として繊維用、医薬用、宗教用、乱用薬物用などに用いられてきました。万葉集にもアサにちなんだ歌が見られますし、地名でも、東京の麻布や徳島県の麻植郡、人名でも麻生、麻田というように麻に関係のある名前があり、さらに大麻神社、大麻比古神社などもあります。

　気温の高い高原地方、特にインドに生育したアサは樹脂を多く含み、樹脂だけ集めたものや、樹脂成分の多い雌株の花や果実をつけた枝は医薬品として用いられたり、また、その麻酔成分のために悪用されたりしています。

アサの特徴とさまざまな用途

　アサは1属1種とされますが、生育地の緯度・気候・土質などの環境に対する適応性が広く、繁殖力も強いです。また、非常に古くから熱帯・温帯各地で繊維資源植物として栽培されていました。隔離採種をしない限り品種・系統の純度を維持することはできません。同一種内であるにもかかわらず、大きく表現型を異にする系統が数多くみられます。例えば、インド、バングラデシュなどで栽培される成分変種インドアサは形態的に本種と酷似していますが、その腺毛に麻酔性成分であるTHCを多量に含み、麻薬として取り締まりの対象となっています。

　アサの茎の皮をほぐして得られるアサの繊維は、耐水性・耐久性・通気性に優れていたことから、布・袋・ロープ・紙などが作られ、人々の生活に利用されてきました。また、アサの葉を輪状にした中をくぐり、体にアサが触れることにより無病息災になるという神事や、「オガラ」と呼ばれる茎の皮を取った芯を乾燥させたものを盆の送り火・迎え火として使用するといった宗教的な儀式にも使われていました。神社の注連縄や横綱のまわしもアサの繊維からできています。

アサの果実の形態

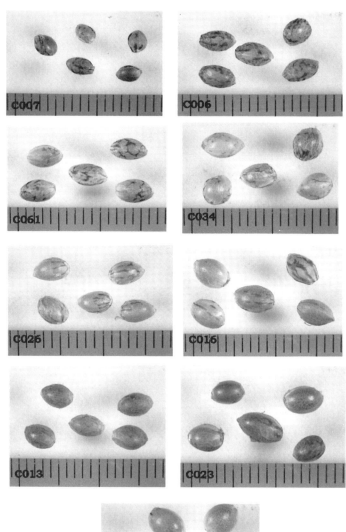
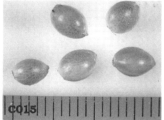

繊維用アサはTHCが1%以下のものであり、マリファナとして使用されるアサはTHCが3%から15%程度含まれています。日本ではすでに品種改良によって1974年頃からTHCをほとんど含まない無毒の大麻の研究が行われ、1983年には日本一の産地である栃木県農業試験場鹿沼分場で繊維目的のTHCの含有量が在来種の30分の1という「とちぎしろ」が開発されました。

古代より栽培、活用されてきたアサ

紀元前16世紀のエジプトでは、神殿でアサを焚いてその煙を吸うことで精神作用を得て神と対話したとパピルスに書かれています。紀元前3世紀のインドの医学書には、大麻樹脂を去痰剤として使ったと書かれています。また、インドのアユルベーダでは、大麻樹脂は鎮痛剤、消化促進剤、利尿剤として使われていました。

中国では紀元前4000年頃、トルキスタンでは紀元前3000年頃、アサはすでに栽培されていました。「神農本草経」に、マラリア、便秘症、リュウマチ痛、放心、女性の生理不順に効能があるとの記述があります。また、アサの葉や茎や樹脂を葡萄酒に混ぜたものを外科手術の際の鎮痛薬として用いていました。

アサの果実は、「麻の実」、「麻子仁」と呼ばれ、小鳥の餌や香辛料（七味唐辛子）などにも使用されています。中国では、大麻の成熟果仁に乾燥したものを麻子仁（マシニン）と呼び、古くから漢方薬の原料として使われてきました。下剤、利尿剤、鎮痛剤としての効果をもっています。特によく使われるのは下剤としての効果で、麻子仁の漢方処方は麻子仁丸です。

日本薬局方でも1886年に公布されて以来、日本薬局方第5改正までは「インド大麻草」、「インド大麻草エキス」、「インド大麻チンキ」という製品名で収載され、鎮痛剤、鎮静剤、催眠剤などとして用いられてきました。1951年の日本薬局方第6改正において削除されましたが、2002年の第14改正の第1追補に「麻子仁」が収載されました。

アサの成分と薬理作用

アサにはカンナビノイドと総称される多数の成分が含まれていますが、主要な成分はTHC（テトラヒドロカンナビノール）、CBD（カンナビジオール）、CBN（カンナ

アサの葉の形態

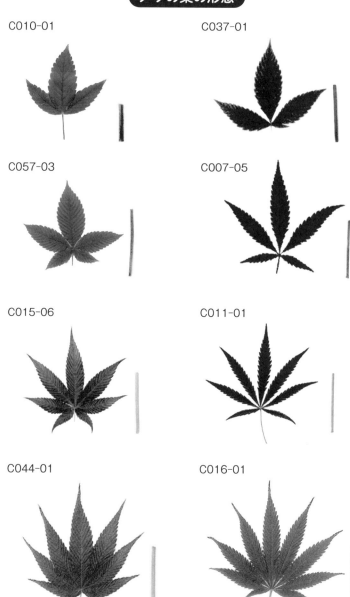

10cm

種々のアサの特性

	繊維型	中間型	薬物型
THC	THC≦	0.2%<THC<1.0%	1.0%≦THC
果実	0.2%大粒	3.25<長径（mm）<3.60	小粒
核DNA量	小さい	1.31<DNA量（pg）<1.52	大きい
孔辺細胞	小さい	20.0<長径（μm）<21.0	大きい
葉の基部	裂片が重なり合う	重なり合う／合わない	裂片が重なり合わない

※「裂片が重なり合う」とは、110ページ図のC044-01のような状態のこと。
「裂片が重なり合わない」とは、同図のC037-01のような状態のこと。

ビノール）です。そのうち、THCが最も麻薬作用が強く、これは植物体内にあるTHCA（テトラヒドロカンナビノール酸）が熱や光によって脱炭酸したものです。アサの生合成は、最初に薬理作用の穏やかなカンナビジオールを生成し、アサの成長とともにそれがまずテトラヒドロカンナビノールに転化され、ついで分解されて生理学的に不活性のカンナビノールになるとされています。

　アサの薬理作用としては、気分が快活、陽気になったりしますが、一般にその作用は個人の性格、大麻摂取時の環境や気分、あるいは期待などによって著しく影響され、抑鬱・不安・恐怖に耐えられなくなったりすることもあるといわれています。身体的な作用としては、頻脈、頻尿、震える、口渇、血糖上昇、結膜炎などがみられ、幻覚物質の作用に類似した精神異常誘発作用、すなわち触覚・聴覚・味覚・視覚などが異常になり、時間・空間に関する正常な感覚が失われ、判断力・思考力にも障害が現れてくるといわれており、中毒ともなると幻覚に襲われ、狂乱状態から暴力的・挑発的な行為を行うこともあります。

　日本では1948年に大麻取締法が施行され、アサを栽培することも吸飲することも禁止されました。

　2024年12月に、大麻取締法及び麻薬及び向精神薬取締法の一部が改正されました。これにより、大麻の成分の一部が医薬品として使用されるようになりました。

アサの成分

CBDA

THCA

CBD

THC

CBN

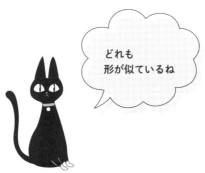

どれも形が似ているね

31 世界史を動かしたアヘン原料ケシ

　アヘン（阿片）は、ケシの未熟果実に傷をつけて出る乳液を乾燥乾固したものです。アヘンは医薬原料として重要なものの一つですが、麻薬原料でもあるため、ケシの栽培は法律で厳しく禁止されています。

　ケシはエジプト文明やメソポタミヤ文明で痛み止めの薬として使われてきました。ギリシャ時代の博物学者テオフラステスは、ケシの果実の乳液をオピオンと呼んで、不眠症の治療、シップ、鎮静作用をもつといっています。脳に対する作用は、宗教的な死者に対する悲しみを軽減するものとして使用されていたようです。

　アヘンは、9世紀のイスラム教徒の高名な医師であるアヴィセンナの著した

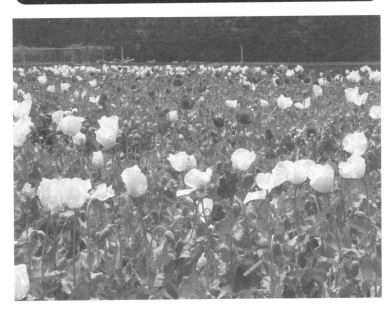

薬用植物資源研究センター筑波研究部で栽培されるケシ

「医学規範」において、赤痢、下痢、眼病の治療における価値が記されています。イスラム社会の拡大に伴いアヘンの知識と取引きが広がり、十字軍によってヨーロッパに魔法の薬草としてもたらされました。13～16世紀頃、アヘンは麻酔による手術に利用され始めました。また、戦時の興奮剤としても使われ始めました。

アヘンの喫煙が快楽を生むことは広くヨーロッパで知られるようになり、さらに植民地にアヘン窟がつくられました。1800年代中期にインドシナ、ビルマの山地にケシが持ち込まれ、ここから清へ輸出されました。現在のインドシナ半島のゴールデントライアングルは、この頃の経験が引き継がれています。

清は茶・木綿・生糸・絹織物・陶磁器をイギリスに輸出して銀を獲得してきましたが、イギリスは清のアヘン吸引の習慣に目をつけ、インドで栽培したケシから製造したアヘンを清から輸入する茶の代金としてきました。大量の銀が流出して清は経済面でも打撃を受け、1840年、アヘン戦争が起こりました。清朝は惨敗し、イギリスは1842年の南京条約によってアヘンの密輸は公然化しました。

1803年、フランスの薬剤師デローネはアヘンの麻酔作用成分として「ナルコチン」を単離したと発表しましたが、後にこれには麻酔鎮痛作用はないことがわかりました。

モルヒネの誕生

アヘンの麻酔鎮痛作用成分の本体を初めて明らかにしたのはドイツの薬剤師ゼルチュナーで、1806年のことでした。彼はアヘンから単離精製した麻酔鎮痛物質に「モルヒネ」と命名しましたが、その名の由来はギリシアの眠りの神モルペウスに因みます。モルヒネに次いで、1832年には「コデイン」、1848年には「パパベリン」がアヘンから単離されました。ナルコチンは麻酔作用はなかったので、「ノスカピン」と改称され、現在では鎮咳薬として用いられています。

アヘン中のアルカロイドは約25%ですが、その中でモルヒネ含量は7～17%でもっとも多く、次いでノスカピンが3～8%、コデイン0.7～2%、パパベリン0.5～3%となっています。これら4種の主アルカロイドは、いずれも医薬品として重要なものです。

アスピリンを開発したことで有名なドイツのバイエル研究所は1898年、大量のジアセチルモルヒネを生産しました。臨床テストの結果、それは恐ろしく強力な痛み止

ケシの成分

モルヒネ

コデイン

ナルコチン

パパベリン

めであることがわかり、「力強い」あるいは「英雄的」を意味するドイツ語「ヘロイ
ッシュ」から思いついたブランド名「ヘロイン」で大量販売されました。

　モルヒネは、日本では麻薬ということで医師、患者の双方で使用をためらう傾向
がありますが、欧米ではモルヒネは十分にコントロールできるという意識が定着して
います。もっとも際立った例として、末期がん患者に対する終末医療（ターミナルケ
ア）が挙げられます。欧米では、がんの除痛にモルヒネを用いるのはごく普通であ
り、世界保健機構（WHO）も推奨している標準治療法なのですが、日本ではよ
うやくその端緒についたにすぎません。

32 コカノキの葉は薬だがコカインは麻薬

　コカノキは、アンデス山地からアマゾン川流域が原産地の常緑低木樹です。東アンデスの山地の高湿度の密林に生育する「ボリビアコカ」、ペルーとコロンビアのアマゾン流域に分布する「アマゾンコカ」、低地の種類の中で高地に適するようになったコロンビア原産の「コロンビアコカ」、コロンビアとペルーに分布し葉に平行脈がない「ツルヒーロコカ」の4種類があります。

　コカノキは、最も古い天然の興奮剤の一つです。アンデスの先住民は、高地の薄い空気に対応するために、心拍数を上げ呼吸を速める目的でコカノキの葉を噛んでいました。インカ帝国の人たちは宗教儀式の際にコカノキの葉を噛みました。

コカノキ

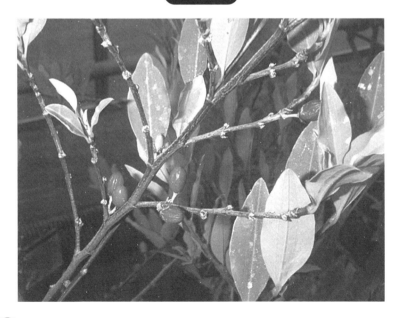

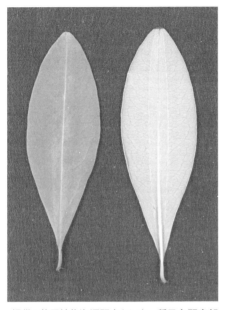

提供：薬用植物資源研究センター種子島研究部

　1532年、スペインがインカ帝国を侵略したとき、スペイン人は、銀山で強制的に働かせるインディオを思いのままに操り搾取し続けるために、彼らにコカノキの葉を与え続けました。

　1860年にコカノキの葉から成分が取り出され、「コカイン」と命名されました。コカノキの葉自体は、コカイン濃度が薄いため依存性や精神作用は非常に弱いのですが、薬物になったコカインは中枢神経を刺激して精神を興奮させる作用があるので麻薬として取り締まられています。医薬品としては局所麻酔薬に利用されています。

　日本ではコカノキの栽培には許可が必要で、海外からの葉の持ち込みは禁止されています。

タバコももともとは薬草だった

　今では健康の敵とされているタバコの起源をたどっていくと、アメリカ大陸に行き着きます。現在、世界でもっとも多く栽培されているタバコは、ニコチアナ・タバカムという学名の種です。これまでの研究では、ボリビアからアルゼンチンとの国境にかけてのアンデス山中に分布する2つの野生種の間に生まれた種だと考えられています。

　タバコを利用する風習も新大陸で生まれたものです。16世紀初めの新大陸では、すでに数種のタバコが栽培され、利用されていたといわれています。

　広大なアメリカ大陸には、紀元前からさまざまな地域に特色ある文化が発達しまし

タバコの野生種

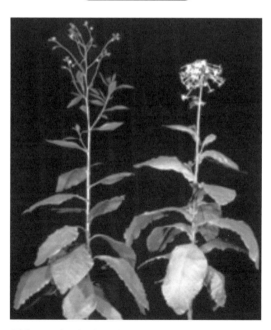

（左）ニコチアナ・トメントシフォルミス
（右）ニコチアナ・シルベストリス

タバコの野生種の分布地域

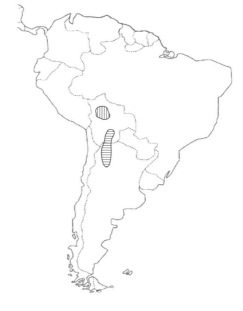

◯ ニコチアナ・トメントシフォルミス
◯ ニコチアナ・シルベストリス

た。こうした文化は15世紀末に起こるヨーロッパとの接触をきっかけに世界に広まっていきましたが、タバコの利用もその一つです。

　アメリカ大陸の古代文明では、タバコは神々に捧げるための植物として重要な役割を果たしていました。その紫煙（タバコの煙）は神々へのよき供物であり、また、神託をもたらすものとして、火にくべて炎の動きや煙の形から戦いの勝敗、未来や吉凶を占いました。北米先住民の間で和を結ぶ儀式にパイプが吸われていたことは、よく知られています。

　マヤ遺跡の一つ、メキシコのチアパス州にあるパレンケ遺跡の「十字架の神殿」入口奥の石柱に刻まれたレリーフは、擬人化された神がタバコ（葉巻）をくゆらせている場面を表現していると思われます。

　新大陸の古代文明では、病気は体に宿った悪霊のせいで、霊力を持つ呪術師が

それを追い払うことで回復すると考えられていました。タバコは、こうした呪術的な治療にも利用されていました。

　タバコは次第に嗜好品としても楽しまれるようになっていきました。メソアメリカ（中米）では、喫煙は貴族や戦士などの特権とされていたのですが、一般の人々も誕生祝い、結婚祝いの場で必ず出されるタバコを楽しむうちに日常生活の中に喫煙の風習が広がっていきました。

　1492年、コロンブスの探検隊は西インド諸島のサンサルバドル島に到達しました。王旗と十字架を先頭に上陸し、友好の印として先住民にガラス玉と鏡を贈ると、彼らは返礼に珍しい果物などとともに「香り高い乾燥した葉」を差し出しました。これが、ヨーロッパの人間がタバコに接した最初の瞬間です。

　古代のアメリカ大陸に住む人々は、タバコをどのような方法で利用したのでしょうか。大きく分けると、葉巻、嗅ぎタバコ、噛みタバコの3つの形態が挙げられます。

　「葉巻」は、さまざまなタバコの中でも最も古くから見られる形態です。葉巻による喫煙は、現在のメキシコなどを中心に栄えたメソアメリカ文明を中心に古代アメリカで広く行われていました。ヨーロッパへは、スペインによって伝えられ、以来、スペインの代表的な喫煙方法として独特な文化を形成し、その後、ヨーロッパ全体に広まりました。

　粉状のタバコを鼻から嗅ぐ「嗅ぎタバコ」は、南アメリカの先住民を中心に古くから行われ、ヨーロッパではフランスを中心に広まりました。特に、18世紀のブルボン王朝時代に大流行し、金銀やエナメル装飾のスナッフボックス（タバコの保管容器）が作られ、18世紀のヨーロッパで最も広く親しまれたタバコでした。また、17世紀末に中国に伝わった嗅ぎタバコは、独特の鼻煙壺を生み出し、清の乾隆帝の時代以降、ガラスや玉、陶磁器など、さまざまな素材の鼻煙壺が製作されました。

　葉タバコを口の中でガムのように噛む「噛みタバコ」は、世界中に広まることはありませんでした。しかし、アメリカ合衆国では、19世紀の半ばにはタバコ生産のほぼ半分を噛みタバコが占め、現在も一部で愛用されています。またインドなど、噛みタバコが広く普及している地域もあります。

　他に、葉の煮汁をなめたりする方法もあり、吸い方についても、パイプや葉巻をはじめ、地域によってさまざまな形態が見られます。

ミャンマーの葉巻タバコ作り（ミャンマー北部のカチン族の婦人）

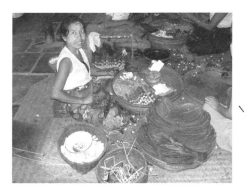

葉巻タバコ作りの仕事場

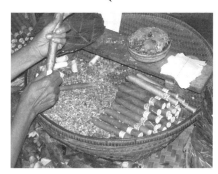

タバコの葉を巻きつける

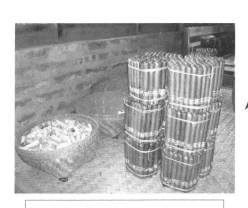

葉巻タバコと巻く前のフィルター

毒にも薬にもなる植物

ケシ撲滅を目指すミャンマーの薬草

ミャンマーでの薬草園作りのはじまり

2000年、国連麻薬統制委員会は、アジア最大の麻薬生産国ミャンマーのケシ栽培をなくし、転換作物を栽培させる事業を日本に要請しました。そこで日本は、ケシ栽培の薬草栽培転換を提案し、実行することになりました。その活動はまず、ミャンマー北部のカチン州から始まりました。

ミャンマーの麻薬行政では、「少数民族のケシ栽培に関して、政府は関与しないが、2014年までにケシ栽培をなくさないと、少数民族の独立は認めない」と宣言しています。

2002年に著者はカチン州に入り、研修薬草園作りを開始しました。最初の5年間は、栽培可能な植物の選択と、栽培関係者の育成を行いました。活動拠点はミャンマー北部の、カチン州バモウ県セイロン地区およびガイテリ地区の山間地約20ヘクタールです。

山の南面を開拓して、階段状の畑を作りました。そこに日本から持ち込んだ薬草を植えました。オウレン、オタネニンジン、トウキなどは生育がよく、5年目にニンジンが収穫できました。

ウメ、モモ、ブドウなどの大量栽培

次の5年間は、ミャンマーで薬用植物（薬草）、薬用果樹、経済作物であるソバや紅花の大量栽培、伝統医療普及のための生薬薬局方作成への技術援助、水環境や資源生物の調査を行いました。そのなかで、ミャンマーの薬草に、熱帯リーシュマニア原虫に対し顕著な活性を示す化合物を見出しました。また、インドシナ半島の野生薬用植物ラン科セッコク類の保存と特性調査を開始しました。

この頃には活動地域が広がり、カチン州全域で活動しました。北部では、プタオ

を拠点にして、栽培、野生動植物調査、水の調査を行いました。中部のメイミョウでは、大量栽培のための種苗生産と栽培技術、および剪定方法を指導しました。栽培植物はウメ、モモ、アンズ、ブドウ、プルーン、カキ、柑橘類です。ミッチーナで紅花の大量栽培も行いました。

「ミャンマー薬局方」の制作

さらに次の5年間には、具体的な支援が進みました。薬の規格の整備（まず生薬からHerbal Pharmacopoeiaの20品目の追加、製薬工場の整備、置き薬の充実、薬の開発）、薬草栽培の支援（ミャンマーでの薬草、日本での薬草）、生活環境の向上（教育指導者の育成、水環境の改善）、生物資源の調査と保護（薬用ラン、ミミズ、モグラ、ハチ等）などです。

この頃、ミャンマーの政府の民主化が実行されることになり、ケシ栽培撲滅の動きは、大きく変わる可能性が出てきました。

ミャンマー南東部のカヤイ州やモン州からの難民が、平和協定によりタイから帰国できることになり、26万人の受け入れの検討が始まりました。この中に薬草栽培の検討も議題として提出しました。

漢方原料植物の試験栽培がメイミョーで開始し、5年で、ボウフ、ケイガイ、オウギ、ミシマサイコ、キキョウは生産可能な大きさに育ちました。

そしてミャンマー政府の要請で、「Myanmar Herbal Pharmacopeia（ミャンマー薬局方）」の作成が開始しました。医薬品の品質を規格化し、薬としての信頼性を確保するためです。当時は偽薬、期限切れ医薬品により、薬の信頼性は深刻な問題がありました。2009～2011年で、生薬20種類について規格を作り、その後、保健省が承認して出版されました。

山岳地帯の薬草

2011年、チン州のインパールに近いティディム──ケシ不法栽培地に近接してるこの地で、リンゴ、サクランボの栽培を開始しました。英霊の眠るこの地にサクラの木の植樹を行ったのです。チン州の水環境は、ティディム周辺で調査を行いました。飲水の水質を調べると、大腸菌の存在以外は問題とならない良好な水質と言えまし

ミャンマー薬局方

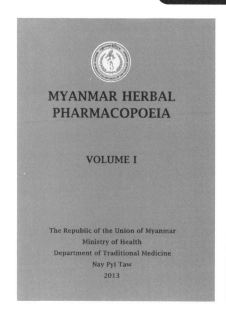

たが、すべてpH8台のアルカリ性であることと、カルシウム濃度が高く硬水であることがわかりました。

リー湖は12月半ばから湖水が赤くなると言われています。赤潮の原因藻類は、渦鞭毛藻類のPeridiniumとCeratiumの仲間ではないかと考えられます。水質はかなり良好で硬水です。

チン州山岳地帯の薬草については、チン州北部の海抜1,600m付近および2,650m付近を調査しました。海抜500～600mであるカチン州プタオ周辺での植物に比べて、日本で馴染み深い薬草の仲間が多く観察されました。この中にはサイコ、センブリ、ゲンノショウコ、トリカブト、オウギ、シャクナゲ、イブキトラノオ、アカネ、ムベなどの仲間が見られました。

35

法律で規制されるように なった「脱法ドラッグ」

指定薬物の指定

1995年頃から、繁華街の店舗で「合法ドラッグ」が販売されるようになりました。1997年に、日本薬剤師会が発行している雑誌『日本薬剤師会雑誌』に、「いわゆる合法ドラッグと呼ばれるものについて」というタイトルの論文が掲載されました。そこには主に薬効のあるハーブ類、例えばガラナ（強壮剤）、麻黄（興奮剤）、マジックマッシュルームなどが紹介されました。

2000年の東京都の買上げ調査により、合法ドラッグには生薬のような薬品にしか使用できない成分が含まれていることがわかり、販売を許可できないと判断されました。このような理由から、「脱法ドラッグ」という用語が用いられるようになりました。2000年頃は、インターネットの普及などにより、脱法ドラッグの乱用が広がったとされています。この流れで、2002年6月にはマジックマッシュルームが規制されるようになりました。

2005年頃には、5-MeO-DIPTなどの中毒情報が多く、さらに、トリプタミンとフェネチルアミンのような化学構造の薬物が増えました。この頃は、幻覚剤のデザイナードラッグの流通が多く、2006年には2C-T-7が麻薬に指定されました。2C-T-7は、五感の歪みや幻覚を感じるような症状が表れます。また、数分程度の間、酩酊感を持つ亜硝酸エステルも、「ラッシュ」の俗称で販売されていましたが、2006年に指定薬物となりました。

合法ハーブから脱法ハーブへ

大麻に類似した合成カンナビノイドを含有する商品は「合法ハーブ」と呼ばれます。第一世代、第二世代といわれていた「合法ハーブ」は、大麻やLSDといったナチュラルドラッグと大差がないほどの効果があり、インターネットで誰でも手軽に

125

ガラナ

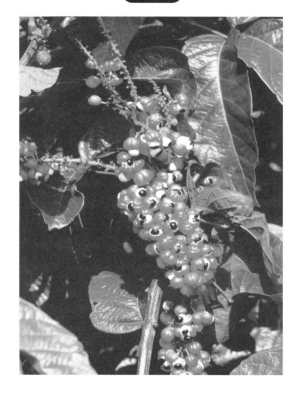

購入できました。そのため、販売業者の乱立やレビューサイトの隆盛などでユーザーを増加させ、アンダーグラウンドから徐々に表舞台に出てくるようになります。2011年には第四世代と呼ばれる合法ハーブが出てきました。

　2011年、日本中毒情報センターに「合法ハーブ」による急性中毒の問い合わせがあり、脱法ドラッグの一種が「合法ハーブ」と称して販売されていることがわかりました。この頃から、「合法ハーブ」は「脱法ハーブ」と呼ばれるようになりました。この「脱法ハーブ」により、中毒症状による救急搬送、酩酊下の運転事故が続いたため、より迅速に違法であることを指定するために、薬事法における指定薬物の運用が始まりました。

研究目的で培養したマジックマッシュルーム

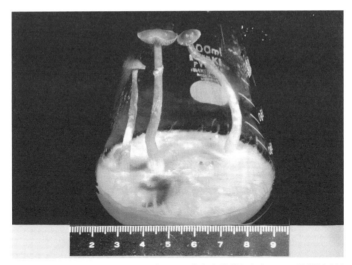

- 渋谷の繁華街で購入した試験管入りの菌糸を培養したもので、取り締まりの対象キノコになった
- 沖縄北部の馬糞に生えたキノコは、サイロシビンイビレタケ類
- 2002年度の麻薬及び向精神薬取締法関係法令の一部改正により、麻薬成分サイロシビンを含むキノコが、麻薬及び麻薬原料植物に指定された

サイロシン

3-{2-(dimethylamino)ethyl} indol-4-ol

ペルーのウルバンバ川渓流のタバコの原種と思われる植物

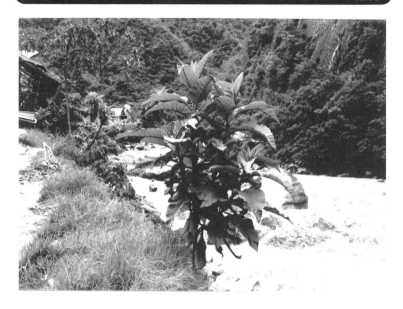

薬物の包括指定

　2013年には、指定薬物を包括指定するという新しい薬事法の運用によって、類似の構造の薬物を一括で規制していくこととなりました。2013年2月20日、厚生労働省は脱法ドラッグに使われる「合成カンナビノイド類」772物質を指定薬物として包括指定する省令を公布し、3月22日から施行されました。この最初の包括指定により、指定薬物は従来の92種から851種へと一気に拡大しました。

　2014年4月1日からは、指定薬物に指定されたものについては、従来の流通だけでなく、所持、使用なども、懲役3年以下または、300万円以下の罰金という罰則となりました。

Chapter 6
薬草を保護し栽培しよう

薬草は「第二のレアアース」?

　高齢化社会になるにつれ日本の疾病構造も変化してきており、それに伴って漢方薬の良さが見直され生薬類の需要も高まっています。

　日本国内でも薬草は盛んに栽培されていましたが、人件費の高さや農村の高齢化などにより生薬の自給率は現在10%程度で、80%を中国から輸入しています。ところが、中国産の生薬は近年、中国国内での需要増も含めて世界的に需要が増大し、野生の薬草資源が枯渇する恐れも出てきました。中国が生薬の輸出制限を強めて価格が高騰したため、「第二のレアアース」ともいわれる資源問題にもなっています。中国に頼るだけではなく、栽培可能な国への依存要望も高まっています。

　また、今までは西洋医学一辺倒であった東南アジアの国々もWHOの努力の結果、

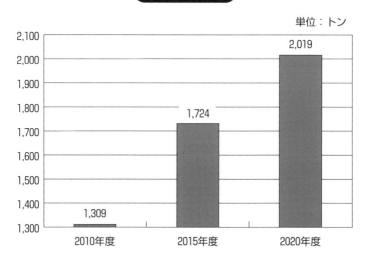

甘草の使用量

単位：トン

年度	使用量
2010年度	1,309
2015年度	1,724
2020年度	2,019

出典：日本漢方生薬製剤協会調査をもとに作成

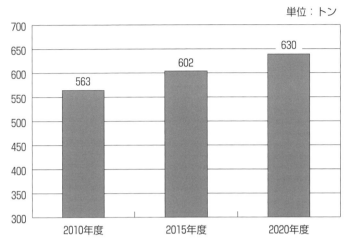

各国政府は伝統薬を重視する傾向がみられてきました。ミャンマーやカンボジア、ラオスは、薬草を含めた薬局方の作成を希望していました。その後、ミャンマーの薬局方は完成しました。

　日本での薬草資源確保のためには、薬草種の保存と国内栽培技術基盤の確立が必要です。そのためには、一般的な農業機械を活用した薬草栽培の機械化、薬草種子の発芽試験法と長期保存条件を確立、薬草培養物の超低温保存法の確立が大切です。薬草のさらなる利用の拡大のためには薬用遺伝資源の導入と薬草の創薬への活用が待たれます。また、遺伝子技術の応用もさらなる発展が期待されます。

中国北京市の生薬市場

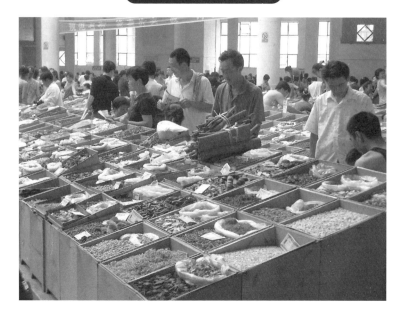

中国の生薬は、日本に比べて種類が多いし広く使われているんだね

日本の主な生薬産地

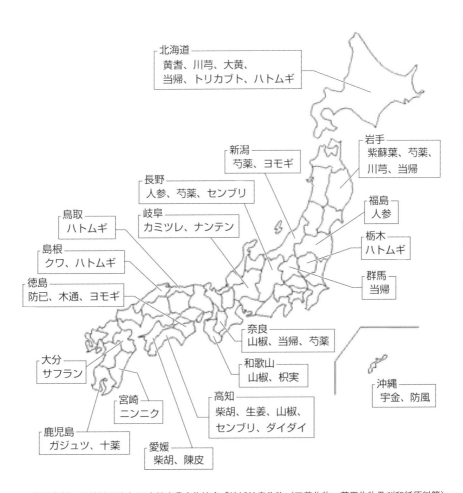

参考資料：公益財団法人 日本特産農産物協会「地域特産作物（工芸作物、薬用作物及び和紙原料等）に関する資料（令和4年産）」

WHOも伝統薬を重視

　WHO（世界保健機構）は1987年、アルマータ宣言で「各国の医薬品行政に有用性が証明された伝統薬を利用する」としました。その後、出された品質および有用性・安全性に関するガイドラインがハーブの普及に寄与しました。

　伝統薬の無制限の普及を懸念するWWF（世界自然保護基金）、IUCN（国際自然保護連合）から保護に関する多くの意見が出され、1988年にチェンマイ宣言「薬草を大切にして、20世紀を迎えよう」にまとめ上げられました。1990年代には伝統薬の普及のための多くのガイドラインが出されました。

　WHOの栽培指針GACP（Good Agricultural and Collection Practices）は、薬草の栽培法と安全で清潔な環境での栽培、収穫、調整加工に関する指針で、野生植物の計画的採取地と保護に関して述べています。また、類似植物の鑑別技術の充実、野生植物の計画的採取、野生植物の栽培化の検討などが記してあります。

　GACPを日本について考えてみると、野生植物を利用していたアケビ（木通）、オオツヅラフジ（防已）、キハダ（黄柏）、ホオノキ（厚朴）、ニガキ（苦木）が栽培をしなければならなくなりました。

伝統薬普及のためのガイドライン

1991年	ハーブの品質、安全性、有効性及び実際の使用に関する評価のためのガイドライン
1992年	薬用植物・生薬の安全性と有効性評価のための研究用ガイドライン
1997年	薬用植物・ハーブの使用を普及させるためのガイドライン
2000年	薬用植物・ハーブの利用、有効性、安全性に関するガイドライン
2002年	栽培指針GACPと自然保護
2007年	薬用植物のGMPガイドラインとカワカワの安全情報

カワカワのガイドライン

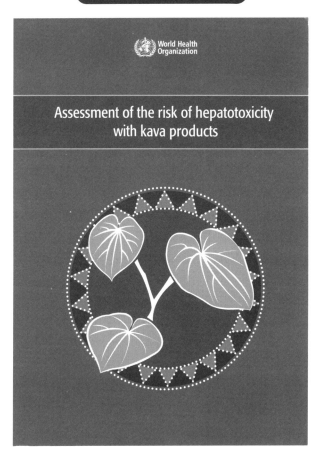

種の多様性条約で規制される薬草の取引

　ワシントン条約は、自然保護の立場から絶滅危惧種の動植物の輸入・輸出制限を行っています。

　薬用動物では、国内での使用が禁止された種にトラ（虎骨）とサイカク（犀角）があり、現在保有している在庫物だけは利用できるものにジャコウ（麝香）やクマ（熊胆）などがあります。ただし、野生動植物を捕獲したものでなく、飼育または栽培された種に関しては資源国からの輸出許可書があれば輸入が可能です。

　薬用植物（薬草）の中ではラン科のセッコク（石斛）がこれに該当します。栽培証明があれば花卉のデンドロビウムと同様に輸入は可能です。

　薬草を扱う人が資源探索のために国外に出るとまず問われるのは、採集品の持ち出しが可能かどうかです。1980年代以降、知的所有権が原産国にあるとの理由で植物の持ち出しは困難になってきました。

　1992年には地球環境会議がリオデジャネイロで開催され、世界の生物界のあらゆる種に対する保護と利用の方向を定めた「種の多様性条約」が可決され、多くの国が批准しました。種の多様性条約の中にある利益の配分に関して、加盟国間での具体的な内容の検討が行われています。資源を持つ国と利用する国では、資源を利用して得られた利益に対してその同意がないと紛争になります。アメリカでニーム（インドセンダン）の利用を国際的特許にしたためインドが抗議した裁判で、インドが伝統的な利用植物であるとの主張が通った例もあります。この条約の中では伝統的知識も大きな財産と考えられ、資源保有国の利益が守られるようになってきています。

　種の持ち出しのもっとも厳しい国は、フィリピンで、次いでブラジル、ペルー、中国、インドネシアが挙げられます。これらの国とは共同研究のような事前合意の下に資源の持ち出し許可書を作成する必要があります。中国は、採集が厳しく監視されている薬草が多くなってきました。特に甘草と麻黄は砂漠化防止の目的で輸出も制限しています。国際的には、各国の利益を侵害しないように種の多様性条約およびワシントン条約を考慮して資源の有効利用を図ることも生薬関係者の責務です。

ワシントン条約で輸出入が規制されるセッコク（石斛）

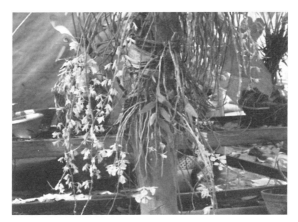

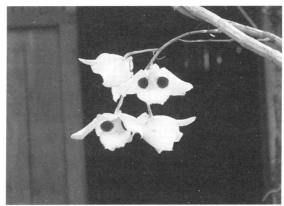

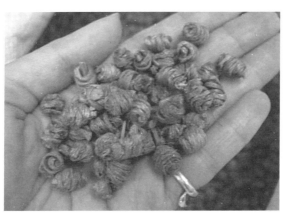

薬草の栽培指針で厚労・農水両省が協力

　近年、薬草の栽培の篤農家および栽培・品質評価の研究者との努力で、多くの薬草に関して新しい技術で栽培化に成功し、さらにその生産物の品質評価方法も確立されてきています。1986年より厚生労働省（厚労省）は「薬用植物 栽培と品質評価指針」の作成を予算化し研究班を組織しました。農林水産省は薬草の営農への貢献のために地域振興補助金制度を作り、薬草の栽培振興を図りました。両省は常に情報を共有するため、厚労省の会合に農林水産省畑作振興課の職員がオブザーバーとして参加することが認められました。「薬用植物 栽培と品質評価指針」は1992年にPart1が出版され、これまでに合計71種の薬草の栽培法、生薬の品質評価などについて記載されています。

「薬用植物 栽培と品質評価指針」の収載品目

Part1	1992年	オウレン、ジオウ、ダイオウ、トウキ、ミシマサイコ
Part2	1993年	センキュウ、ベニバナ、ハトムギ、キキョウ、ガジュツ
Part3	1994年	エビスグサ、カギカズラ、ケイガイ、シソ、シャクヤク
Part4	1995年	ウコン、カノコソウ、サフラン、ホソバオケラ、ムラサキ
Part5	1996年	インドジャボク、オオバナオケラ、オタネニンジン、ゲンノショウコ、ボタン
Part6	1997年	カミツレ、キバナオウギ、ゲンチアナ、コガネバナ、ドクダミ
Part7	1998年	オオカラスウリ、キハダ、クコ、クマコケモモ、ヒロハセネガ
Part8	1999年	クチナシ、センブリ、トウスケボウフウ、ブクリョウ、ハナトリカブト
Part9	2000年	カワラヨモギ、サンショウ、センナ、ヒキオコシ、モッコウ、マオウ
Part10	2001年	アミガサユリ、ウスバサイシン、ウツボグサ、オオバコ、カンゾウ、テンダイウヤク、ヒナタイノコズチ
Part11	2005年	ウイキョウ、オオツヅラフジ、オミナエシ、カラスビシャク、ヨロイグサ
Part12	2011年	イカリソウ、エンゴサク、カキドウシ、クソニンジン、トウガン
Part13	2019年	エゾウコギ、ナイモウオウギ、ハマボウフウ、メハジキ、モモ
Part14	2024年	インドジャボク（改訂版）、カンゾウ（改訂版）、カワラケツメイ、ゴシュユ、ジャノヒゲ

薬草の生産工程

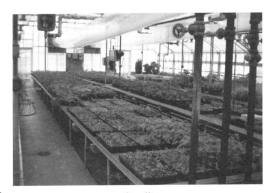

育 苗

⬇

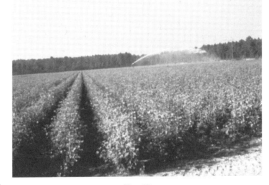

栽 培

⬇

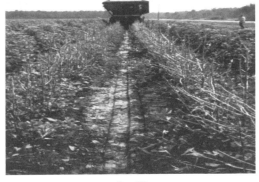

収 穫

⬇

薬草の生産工程（つづき）

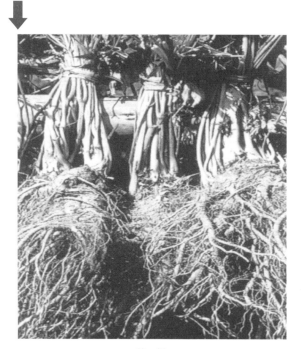

乾 燥

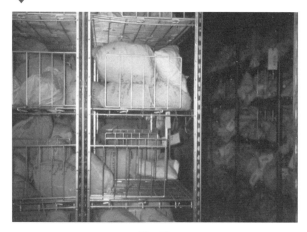

貯 蔵

薬草の栽培風景

遮光を利用した丹波オウレンの栽培

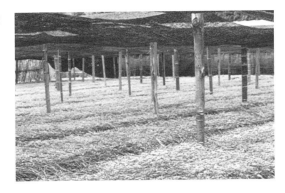

生育盛期のトウキ

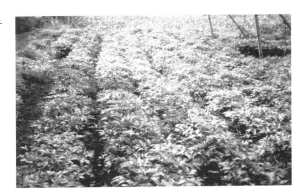

トウキの芽くり

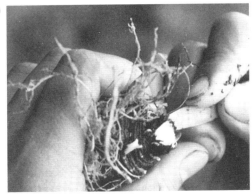

種苗登録された薬草の新品種

　植物の新品種の開発者は、その品種を登録することによって育成する権利をもつことが「種苗法」という法律で定められています。1998年の種苗法の改正で薬草もその対象となりました。種苗法ができる前に特許申請のあったミブヨモギ（虫下し成分のサントニンが入る）は、種苗法の改正後に特許として許可されました。ミブヨモギは、特許として認められた最後の植物です。

　種苗登録された薬草の新品種は、シャクヤク（薬用植物資源研究センター 北海道研究部）、ハトムギ（同上）、ダイオウとジオウ（武田薬品工業、現 アリナミン製薬）、トリカブト（三和生薬、ツムラ）、オタネニンジン（福島県）、アサ（栃木県）などがあります。ここでは、国立医薬品食品衛生研究所 北海道薬用植物栽培試験場が育成したシャクヤク「北宰相」とハトムギ新品種「北のはと」、武田薬品工業が育成したダイオウ「信州大黄」を紹介します。

　シャクヤク「北宰相」は、収集された54系統から選抜育種されたものです。成分含有量が高く、収量性にも優れた系統として登録されました。

　ハトムギ新品種「北のはと」は、北海道在来種より選抜育種されたハトムギです。極早生品種（出穂期が6月下旬～7月上旬）で、霜が降りる前の10月初旬に

種苗登録された薬草の新品種

アサ（栃木県）
オタネニンジン（福島県）
カンゾウ（武田薬品工業）
ジオウ（武田薬品工業）
シャクヤク（薬用植物資源研究センター　北海道研究部）
ダイオウ（武田薬品工業）
トリカブト（三和生薬、ツムラ）
ハトムギ（薬用植物資源研究センター　北海道研究部、筑波薬用植物栽培試験場）

※あいうえお順、カッコ内は特許の申請者

シャクヤク新品種「北宰相」の栽培風景

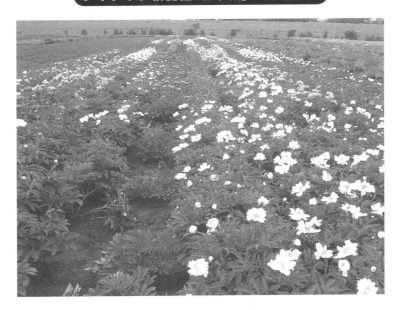

ハトムギ新品種「北のはと」

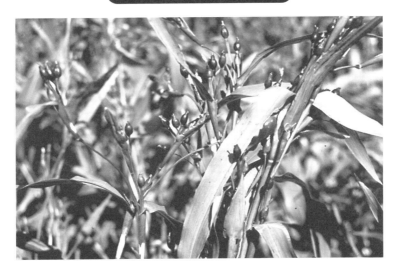

ダイオウ新品種「信州大黄」の栽培風景（北海道名寄市）

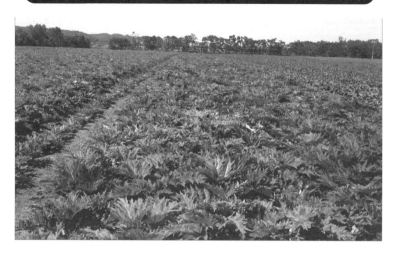

コンバインによる「北のはと」の収穫（北海道名寄市）

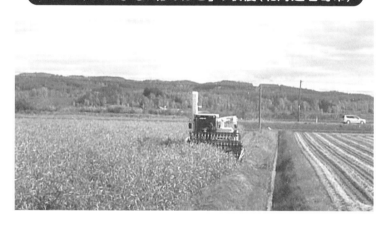

収穫できるため、北海道北部地域でも栽培可能です。北海道の栽培では病害虫の発生はないため大規模機械化、無農薬栽培が可能です。現在、商業生産が開始されています。

　武田薬品工業は、ダイオウの交配育種を1988年に登録し、この系統からの自然交配からの選抜で下痢成分高含有の「信州大黄」を2006年に登録しました。これらは北海道で栽培され、同社の製品に利用されています。

41 資源確保研究の中心を担う薬用植物資源研究センター

　日本における薬草の資源確保に関する研究は多くの薬用植物園で行われていますが、その中心を担ってきたのは国立医薬品食品衛生研究所 薬用植物栽培試験場でした。その後、行政改革で独立行政法人 医薬基盤研究所 薬用植物資源研究センター（研究部は筑波、種子島、北海道、和歌山）になり、現在は国立研究開発法人 医薬基盤・健康・栄養研究所 薬用植物資源研究センターとなっています（和歌山研究部は廃止）。今でも薬草研究の中核的な役割を担っています。

　1980年に筑波に移転した薬用植物栽培試験場では、薬草の栽培指導、薬用植物資源の確保と保存、新種苗の育成、バイオテクノロジー技術の導入、薬草に関する知識の普及、国際的な研究交流を目標に活動を開始しました。栽培に関し

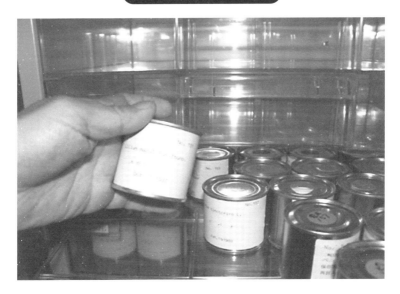

薬草遺伝資源の保存缶

薬用植物資源研究センターでのケシの系統保存

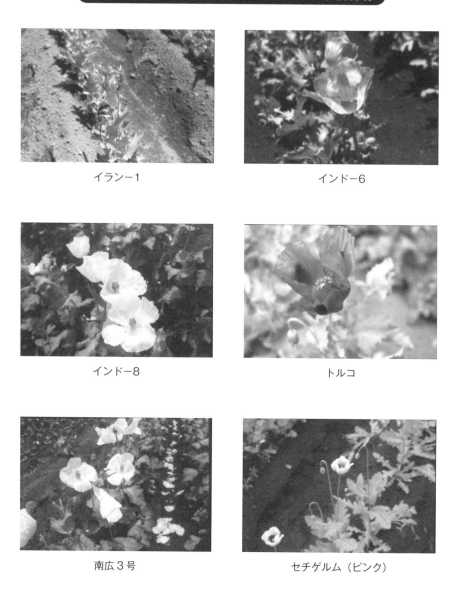

イラン-1　　　　　　　　インド-6

インド-8　　　　　　　　トルコ

南広3号　　　　　　　　セチゲルム（ピンク）

ては栽培指針を作り、標準的な栽培法を公にしています。

新しい技術の導入として、植物に遺伝子導入する基盤研究に成功しました。ベラドンナにアグロバクテリウムを感染させて毛状根を作らせ、これを再分化させて植物体を作り、その植物がメンデルの法則道理形質が分離することを証明しました。

また、中国との交流が困難な時代に多くの中国の研究者を受け入れ、中国の技術向上に貢献するとともに、多くの中国の薬草の研究成果も導入しました。

資源保存では、和歌山研究部で行っていたケシ栽培技術を筑波研究部で継承して、約50系統のケシを保存し、栽培農家への種子の供給を行っていました。

薬草の遺伝資源の収集・確保は急務であり、医薬品開発のための基盤整備として国内・外の薬草遺伝資源を収集・保存し、海外の研究機関との種子交換を行っています。

開発や自然環境の変化により野生の植物遺伝資源が急激に減少しており、貴重な資源を保存するため野生種および栽培種の種子を缶詰にして、10℃、マイナス1℃、マイナス20℃で長期保存しています。種子の生存状況を確認するため、保存種子の発芽試験は定期的に行なわれ、発芽率が低下したものについては再生産により継続的に遺伝資源の保存が図られています。薬草は、種子の休眠性、発芽条件、保存条件が明確でないものが多く、最適な種子の保存条件、発芽条件についての検討を行っています。

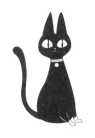

薬草に遺伝子組み換えを導入

　1990年代から、アメリカの種苗会社は遺伝子組み換え植物の種子の販売を開始しました。遺伝子組み換え作物の栽培国と作付面積は年々増加しており、2011年時点で、全世界の大豆作付け面積の75％、トウモロコシの32％、ワタの82％、ナタネの26％が遺伝子組み換え作物です。限定的ではありますが2009年には日本も遺伝子組み換え作物の栽培国となりました。

　遺伝子組み換えを薬草へ適用する試みは、1985年頃、筑波の国立医薬品食品衛生研究所 薬用植物栽培試験場（現　医薬基盤・健康・栄養研究所 薬用植物資源研究センター）で行われました。1989年に初めて遺伝子組み換えマウスが作り出されるよりも数年前のことです。

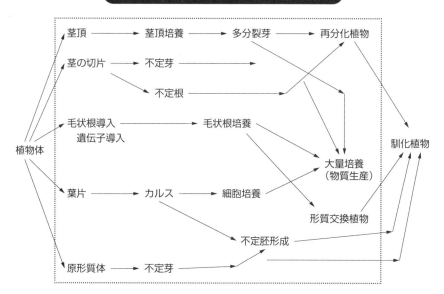

当時、北里大学の古谷力教授がオタネニンジンのカルス（分化していない状態の植物細胞の塊）を工業レベルで生産することに成功しましたが、このカルスは生薬の人参と同等と認められず、生薬として認定されるのには植物体に戻すことが必要でした。

1992年の「Nature」誌に、植物にアグルバクテリアを感染させて遺伝子を導入する方法が紹介されたので、これをベラドンナに適用してみました。

ベラドンナの葉に発生させたアグルバクテリアの毛状根を培養して植物体に再分化させ、この再分化したベラドンナを植木鉢で培養しました。毛状根から作られた植物体は、背が低く葉が大きく、ウイルス感染株に類似した形態でした。花が咲いたので、自然株と組み換え株を交配受粉させ果実を実らせました。播種するとメンデルの法則通りに、正常体と毛状根およびその中間体の植物の分離比は1：2：1となりました。これは遺伝子組み換えが行われたことの証明です。

その後も筑波薬用植物栽培試験場において薬草の遺伝子組み換えの研究を行い、ムラサキのシコニンの大量生産や、ベラドンナのアルカロイド成分の生合成経路の解明がなされました。

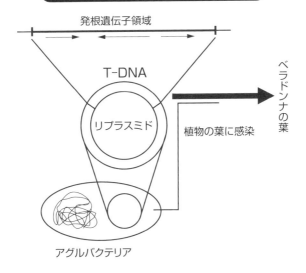

ベラドンナの遺伝子組み換え①

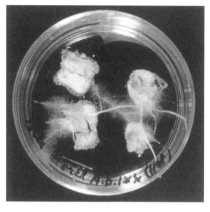

アグルバクテリアの感染によりベラドンナの葉切片に形成した毛状根

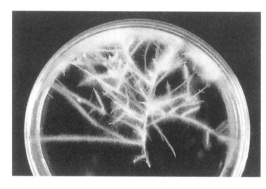

抗生物質により除菌が完成したベラドンナ毛状根（形質転換根）の固形培地での育成

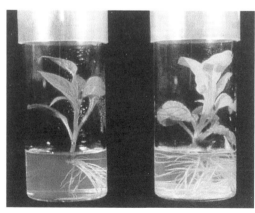

左：ベラドンナ正常個体の培養状態
右：毛状根より再生した遺伝子組み換ベラドンナ

ベラドンナの遺伝子組み換え②

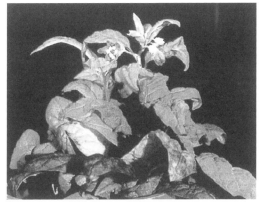

遺伝子組み換えベラドンナの開花

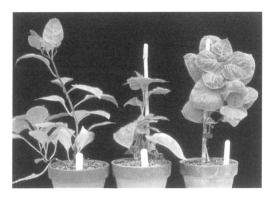

左：ベラドンナ正常個体
中央、右：毛状根より再生した遺伝子組み換え（右：完全組み換え型）

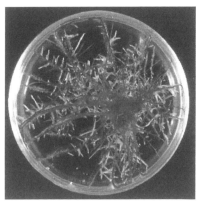

シコニン誘導体を生産するムラサキの毛状根

資料提供：東洋大学名誉教授・下村講一郎

植物工場で期待される薬草

　近年、植物工場の実用化が進んでいます。植物工場は、年間を通じた最適な環境条件の下で、残留農薬の危険のない均一な品質の作物を栽培し安定供給できます。土を用いない水耕栽培であるため、有害物質の付着の危険性が低く、収穫後の洗浄工程も不要です。しかし、露地栽培に比べランニングコストが高くつくので、付加価値の高い作物であることが望まれます。そこで、樹木以外の薬草の栽培が期待されています。

　著者は筑波の国立医薬品食品衛生研究所 薬用植物栽培試験場（現 医薬基盤・健康・栄養研究所 薬用資源研究センター）の場長であった当時、植物工場で薬草の栽培を試みたことがあります。

　人工気象室で気温と日照条件を検討し、種々の植物を水耕栽培しました。地上部を使うシソ、ハッカや、アマゾン原産の薬草はよく成長しましたが、倒伏しやすく支柱の設置が必須でした。根を使う植物のミシマサイコ、トウキ、ムラサキ、キバナオウギ、カンゾウを栽培したところ、地上部はよく育ったのですが、地下部では薬用の主根は生長せず、毛根のみが大量に生産されました。しかし、この毛根は生薬として使用できないものでした。

　それから20年後の2010年、医薬基盤研究所（現 医薬基盤・健康・栄養研究所）と千葉大学、鹿島建設は共同でカンゾウの水耕栽培システムの開発に成功しました。カンゾウの栽培は、畑で栽培すると成分のグルチリチン酸が薬局方の規格値に達しないため、大規模栽培が行われていません。水耕栽培では、根は毛細根のみで主根はできない欠点がありました。

　この欠点を克服するために、カンゾウを複数の環境条件で管理し適度なストレスを人工的に与えることで根を肥大させる栽培ユニットが開発されました。試験的に圃場で栽培されたカンゾウでは収穫までに4年程度かかりますが、この方法では収穫までの期間を約1年から1年半とすることができます。実用施設では、この水耕栽培システムにカンゾウの苗の増殖を行う人工光型植物工場、一次加工、出荷を行う付帯施設を備えたカンゾウの生産工場のパッケージ化をイメージしていました。

水耕栽培300日目のカンゾウ比較(鹿島 技術研究所にて)

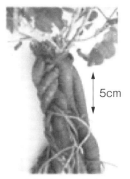
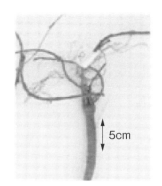

水耕栽培システム　　　　　　土耕栽培

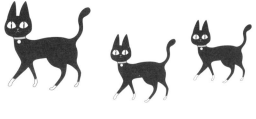

著者略歴

佐竹　元吉（さたけ・もとよし）

1964年、東京薬科大学卒業。同年、国立衛生試験所（現・国立医薬品食品衛生研究所）入所。1991年、国立衛生試験所生薬部長。2001年、国立医薬品食品衛生研究所退官。2002年よりお茶の水女子大学生活環境研究センター教授。2006年より同センター客員教授。2013年より同センター研究協力員。2015年より昭和薬科大学薬用植物園薬用植物資源研究室研究員。学術博士。

［著書］

『基原物質事典』（編著、中央法規出版／一般財団法人医療経済研究・社会保険福祉協会）、『ヒトは何故それを食べるのか』（共著、中央法規出版／一般財団法人医療経済研究・社会保険福祉協会）、『基原植物事典』（編著、中央法規出版／一般財団法人医療経済研究・社会保険福祉協会）、『スキルアップのための漢方相談ガイド』（共著、南山堂）、『薬用植物・生薬開発の最前線』（監修）、『薬用植物・生薬開発の新展開』（監修）（以上、シーエムシー出版）、『日本の有毒植物』（監修、学研教育出版）、『おもしろサイエンス機能性野菜の科学』（編著）、『おもしろサイエンス毒と薬の科学』（編著）（以上、日刊工業新聞社）など。

寄り道の科学　薬草の本

NDC 499.87

2025年3月31日　初版1刷発行

ⓒ著　者　佐竹元吉
　発行者　井水治博
　発行所　日刊工業新聞社
　　　　　〒103-8548 東京都中央区日本橋小網町14番1号
　　　　　書籍編集部　電話 03-5644-7490
　　　　　販売・管理部　電話 03-5644-7403
　　　　　　　　　　　　FAX 03-5644-7400
　　　　　URL https://pub.nikkan.co.jp/
　　　　　e-mail info_shuppan@nikkan.tech
　　　　　振替口座 00190-2-186076
　　　　　印刷・製本　新日本印刷㈱

●DESIGN STAFF
カバーイラスト ── 島内美和子
ブック・デザイン ── 黒田陽子
　　　　　　　　　（志岐デザイン事務所）

落丁・乱丁本はお取り替えいたします。
2025 Printed in Japan
ISBN 978-4-526-08377-8

本書の無断複写は、著作権法上の例外を除き、禁じられています。

●定価はカバーに表示してあります